医学影像学解剖图谱丛书

神经系统影像解剖图谱

第 2 版

主 编 李 克

上海科学技术出版社

图书在版编目（CIP）数据

神经系统影像解剖图谱 / 李克主编. -- 2版.
上海 ： 上海科学技术出版社，2025. 3. -- （医学影像学
解剖图谱丛书）. -- ISBN 978-7-5478-7009-9

Ⅰ. R741.04-64

中国国家版本馆CIP数据核字第20256PG849号

神经系统影像解剖图谱　第 2 版

主编　李　克

上海世纪出版(集团)有限公司
上 海 科 学 技 术 出 版 社　出版、发行
（上海市闵行区号景路159弄A座9F-10F）
邮政编码201101　www.sstp.cn
上海雅昌艺术印刷有限公司印刷
开本 889×1194　1/32　印张 3.125
字数 78千字
2010年4月第1版
2025年3月第2版　2025年3月第1次印刷
ISBN 978-7-5478-7009-9 / R·3184
定价：38.00元

内容提要

影像学检查能帮助医生全面观察人体的结构、病变。无论是影像科医生还是临床医生，在工作中都经常借助影像学检查进行临床诊断或治疗，而熟悉、掌握正常影像解剖结构是这一切的基础。

本书是上海科学技术出版社"医学影像学解剖图谱丛书"之《神经系统影像解剖图谱》的修订版。本书分头颅、颈椎、胸椎、腰椎和骶椎五个部分，分别展示了其矢状面、横断面和冠状面 MRI 和横断面 CT 影像解剖结构，并标注了结构的中英文名称。

本次修订秉持第 1 版直观明了、易学易记的编写原则，新增了胎儿和婴幼儿 MRI 横断面解剖图像、CT 灌注解剖图像、功能磁共振解剖图像、臂丛和腰骶丛解剖，内容更加全面，便于医学生、青年医生掌握神经系统影像解剖结构和相应的英文名称。

编者名单

主　编　李　克

副主编　任　彦　付　功　王卫卫

编　者　（按姓氏汉语拼音排序）

刘树永　吕　铁　施惠东

杨　杨　杨晋明　张　波

张　琪　张俊海　张清波

前　言

　　较之其他系统，神经系统疾病的致残致死率高，好的预后首先依赖于早期诊断和准确诊断。目前，CT、MRI 等医学影像手段在神经系统的应用广泛而又深入，对临床诊治发挥了不可替代的作用。认识正常影像断面解剖是诊断疾病的基础。本书包括颅脑和脊柱（分为颈椎、胸椎和腰骶椎）两大部分，影像采集设备采用 16 层或 64 排螺旋 CT 机，1.5T、3.0T 磁共振机。CT 采用横断面影像，而 MRI 采用横断面、冠状面及矢状面的断面影像。每幅图像均附有参考图及定位线，以说明图像的位置，使读者能够直观地了解其解剖关系。同时，对重要解剖部位做中英文双语标示，便于读者学习、记忆。

　　本书以普及和提高临床工作者及相关人员的影像检查应用水平为目的，针对性强。对于医学生来说，本书提供了全面的神经系统解剖图；对于医生和其他专业人士，本书能够清晰展示神经系统的结构和关系，帮助他们更好地诊断和治疗与神经系统相关的疾病；对于研究人员，本书提供了丰富的内容和详细的解释，帮助他们更深入地理解和分析神经系统；对于教育机构而言，本图谱内容丰富、实用性强，适合做教材。

　　由于影像技术的发展日新月异，文中不妥之处，尚祈读者斧正。

李克

2024 年 12 月

目　录

第一章 头颅

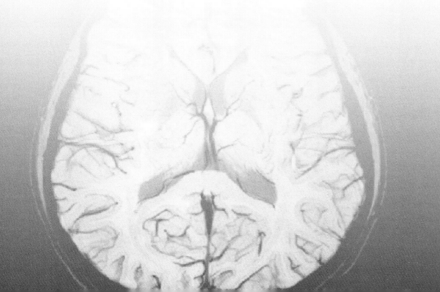

脑横断面 MR T1WI 解剖图

扫描方式：GE Signa 3.0 超导型 MRI 机，层厚 5 mm，OML 基线（外眦与外耳道中点连线）（图 1-1-1 ～ 图 1-1-12）。

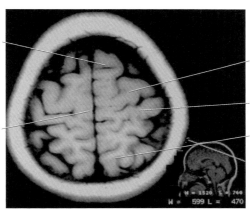

额上回
superior frontal gyrus

大脑镰
falx cerebri

中央前回
precentral gyrus

中央后回
postcentral gyrus

顶上小叶
superior parietal lobule

图 1-1-1　脑横断面 MR T1WI（1）

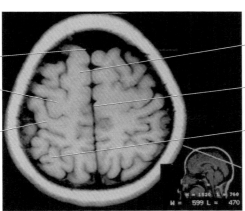

上矢状窦
superior sagittal sinus

中央前回
precentral gyrus

中央后回
postcentral gyrus

额上回
superior frontal gyrus

大脑镰
falx cerebri

顶上小叶
superior parietal lobule

图 1-1-2　脑横断面 MR T1WI（2）

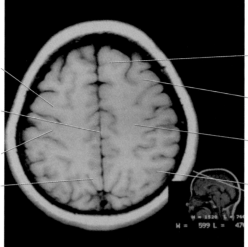

中央前回
precentral gyrus

大脑镰
falx cerebri

中央后回
postcentral gyrus

楔前回
precuneus gyrus

额上回
superior frontal gyrus

额中回
middle frontal gyrus

半卵圆中心
centrum semiovale

顶上小叶
superior parietal lobule

图 1-1-3 脑横断面 MR T1WI（3）

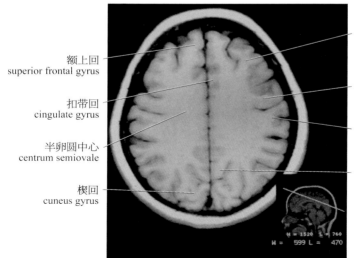

额中回
middle frontal gyrus

额上回
superior frontal gyrus

扣带回
cingulate gyrus

半卵圆中心
centrum semiovale

楔回
cuneus gyrus

中央前回
precentral gyrus

中央后回
postcentral gyrus

楔前回
precuneus gyrus

图 1-1-4 脑横断面 MR T1WI（4）

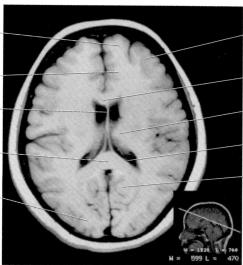

额中回
middle frontal gyrus

胼胝体体部
corpus callosum
(forcebs major)

楔前回
precuneus gyrus

枕叶
occipital lobe

额上回
superior frontal gyrus

扣带回
cingulate gyrus

侧脑室体部
lateral ventricle (body)

顶枕沟
parieto-occipital sulcus

图 1-1-5　脑横断面 MR T1WI（5）

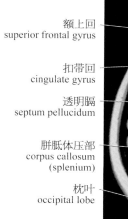

额上回
superior frontal gyrus

扣带回
cingulate gyrus

透明膈
septum pellucidum

胼胝体压部
corpus callosum
(splenium)

枕叶
occipital lobe

额中回
middle frontal gyrus

胼胝体膝部
corpus callosum (genu)

脉络丛
choroid plexus

侧脑室三角区
lateral ventricle (trigone)

楔前回
precuneus gyrus

图 1-1-6　脑横断面 MR T1WI（6）

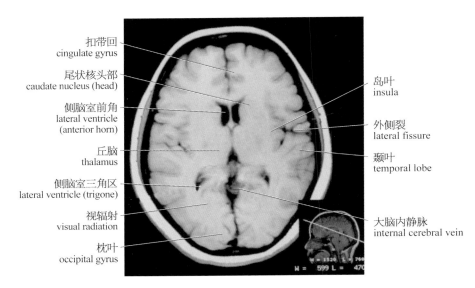

扣带回
cingulate gyrus

尾状核头部
caudate nucleus (head)

侧脑室前角
lateral ventricle
(anterior horn)

丘脑
thalamus

侧脑室三角区
lateral ventricle (trigone)

视辐射
visual radiation

枕叶
occipital gyrus

岛叶
insula

外侧裂
lateral fissure

颞叶
temporal lobe

大脑内静脉
internal cerebral vein

图 1-1-7　脑横断面 MR T1WI（7）

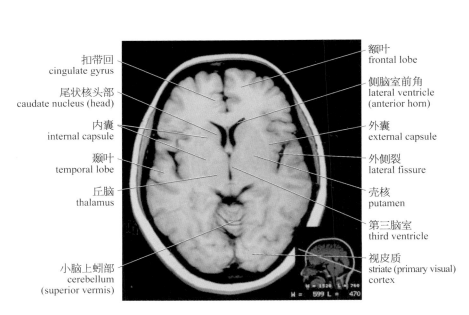

扣带回
cingulate gyrus

尾状核头部
caudate nucleus (head)

内囊
internal capsule

颞叶
temporal lobe

丘脑
thalamus

小脑上蚓部
cerebellum
(superior vermis)

额叶
frontal lobe

侧脑室前角
lateral ventricle
(anterior horn)

外囊
external capsule

外侧裂
lateral fissure

壳核
putamen

第三脑室
third ventricle

视皮质
striate (primary visual)
cortex

图 1-1-8　脑横断面 MR T1WI（8）

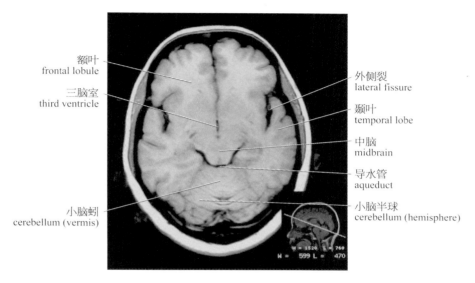

额叶
frontal lobule

三脑室
third ventricle

小脑蚓
cerebellum (vermis)

外侧裂
lateral fissure

颞叶
temporal lobe

中脑
midbrain

导水管
aqueduct

小脑半球
cerebellum (hemisphere)

图 1-1-9 脑横断面 MR T1WI（9）

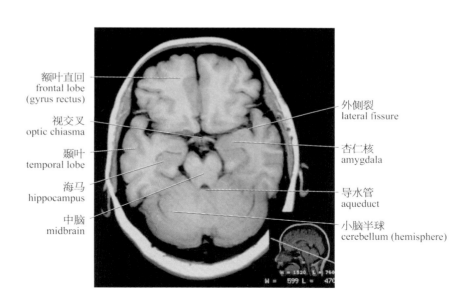

额叶直回
frontal lobe
(gyrus rectus)

视交叉
optic chiasma

颞叶
temporal lobe

海马
hippocampus

中脑
midbrain

外侧裂
lateral fissure

杏仁核
amygdala

导水管
aqueduct

小脑半球
cerebellum (hemisphere)

图 1-1-10 脑横断面 MR T1WI（10）

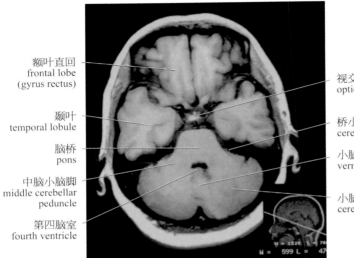

额叶直回
frontal lobe
(gyrus rectus)

颞叶
temporal lobule

脑桥
pons

中脑小脑脚
middle cerebellar
peduncle

第四脑室
fourth ventricle

视交叉
optic chiasma

桥小脑角
cerebellopontine angle

小脑蚓部
vermis of cerebellum

小脑半球
cerebellum (hemisphere)

图 1-1-11　脑横断面 MR T1WI（11）

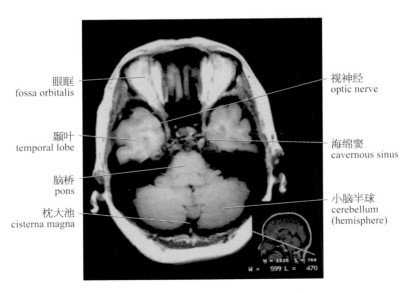

眼眶
fossa orbitalis

颞叶
temporal lobe

脑桥
pons

枕大池
cisterna magna

视神经
optic nerve

海绵窦
cavernous sinus

小脑半球
cerebellum
(hemisphere)

图 1-1-12　脑横断面 MR T1WI（12）

二　脑矢状面 MR T1WI 解剖图

　　扫描方式：GE Sina 3.0T 超导型 MRI 机，层厚 5 mm，扫描线平行于大脑镰（图 1-2-1 ～ 图 1-2-6）。

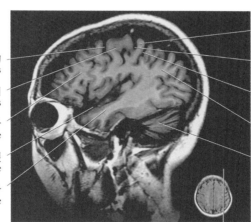

中央前沟
precentral sulcus

中央前回
precentral gyrus

额叶
frontal lobe

外侧裂
lateral fissure

颞叶
temporal lobe

中央后回
postcentral gyrus

中央沟
central sulcus

中央后沟
postcentral sulcus

顶叶
parietal lobe

小脑半球
cerebellum (hemisphere)

图 1-2-1　脑矢状面 MR T1WI（1）

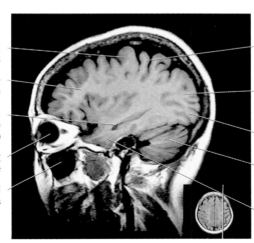

中央前回
precentral gyrus

额叶
frontal lobe

侧脑室颞角
lateral ventricle
(temporal horn)

眼球
globe

上颌窦
maxillary sinus

中央后回
postcentral gyrus

顶叶
parietal lobe

枕叶
occipital lobe

小脑半球
cerebellum
(hemisphere)

颞叶
temporal lobe

图 1-2-2　脑矢状面 MR T1WI（2）

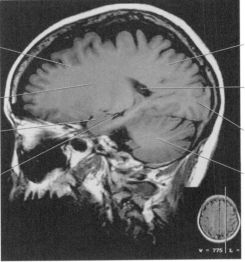

额叶
frontal lobe

半卵圆中心
centrum semiovale

海马
hippocampus

侧脑室颞角
lateral ventricle
(temporal horn)

顶叶
parietal lobe

侧脑室三角区
lateral ventricle (trigone)

枕叶
occipital lobe

小脑半球
cerebellum(hemisphere)

图 1-2-3　脑矢状面 MR T1WI（3）

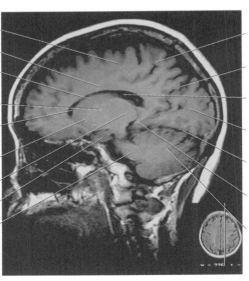

额叶
frontal lobe
胼胝体
corpus callosum
尾状核体部
caudate nucleus
(body)
内囊
internal capsule
侧脑室前角
lateral ventricle
(anterior horn)
苍白球
globus pallidus
背侧丘脑
dorsal thalamus
海马
hippocampus
小脑中脚
middle cerebellar
peduncle

顶叶
parietal lobe

顶枕沟
occipitoparietal sulcus

侧脑室体部
lateral ventricle (body)

枕叶
occipital lobe

小脑幕
tentorium cerebelli

海马旁回
parahippocampal gyrus

小脑半球
cerebellum (hemisphere)

图 1-2-4　脑矢状面 MR T1WI（4）

中央前回
precentral gyrus

额叶
frontal lobe

侧脑室体部
lateral ventricle
(body)

尾状核头部
caudate nucleus
(head)

内囊膝部
internal capsule
(genus)

苍白球
globus pallidus

背侧丘脑
dorsal thalamus

脑桥
pons

中央沟
central sulcus

中央后回
postcentral gyrus

胼胝体
corpus callosum

顶枕沟
occipitoparietal sulcus

枕叶
occipital lobe

穹隆
fornix

小脑幕
tentorium cerebelli

小脑半球
cerebellum
(hemisphere)

四叠体
quadrigeminal bodies

小脑中脚
middle cerebellar
peduncle

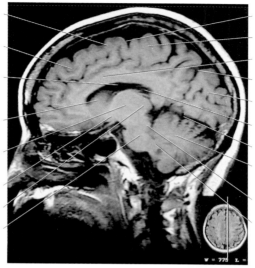

图 1-2-5　脑矢状面 MR T1WI（5）

胼胝体体部
corpus callosum (body)

透明隔
septum pellucidum

胼胝体膝部
corpus callosum (genu)

第三脑室
third ventricle

视束
optic tract

脚间池
interpeduncular cistern

垂体
pituitary gland

蝶窦
sellar sinus

脑桥
pons

斜坡
clivus

楔回
cuneus gyrus

胼胝体压部
corpus callosum
(splenium)

顶枕沟
occipitoparietal sulcus

枕叶
occipital lobule

穹隆
fornix

小脑幕
tentorium cerebelli

丘脑
thalamus

四叠体
quadrigeminal bodies

小脑半球
cerebellum(hemisphere)

中脑
midbrain

第四脑室
fourth ventricle

延髓
medulla

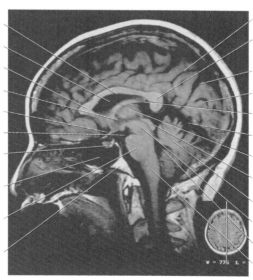

图 1-2-6　脑矢状面 MR T1WI（6）

三 脑冠状面 MR T1WI 解剖图

扫描方式：GE Signa 3.0T 超导型 MRI 机，层厚 5mm，扫描线垂直于 AC-PC（前后联合）连线（图 1-3-1 ～图 1-3-12）。

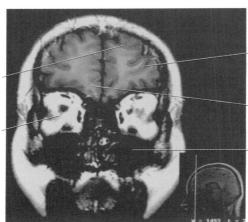

额上回
superior frontal
gyrus

眼眶
orbital

额中回
middle frontal gyrus

直回
gyrus rectus

上颌窦
maxillary sinus

图 1-3-1　脑冠状面 MR T1WI（1）

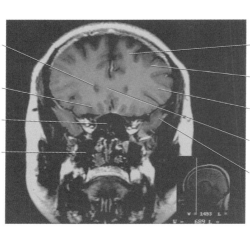

侧脑室前角
lateral ventricle
(anterior horn)

额叶眶回
orbital gyrus

蝶窦
sphenoid sinus

上颌窦
maxillary sinus

额上回
superior frontal gyrus

额中回
middle frontal gyrus

额下回
inferior frontal gyrus

胼胝体膝部
corpus callosum(genu)

颞叶
temporal lobe

图 1-3-2　脑冠状面 MR T1WI（2）

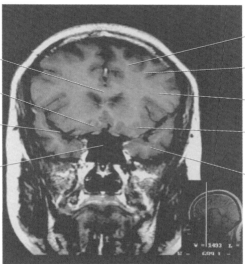

肼胝体膝部
corpus callosum(genu)

直回
rectal gyrus

外侧裂
lateral fissure

蝶窦
sphenoid sinus

额上回
superior frontal gyrus

额中回
middle frontal gyrus

额下回
inferior frontal gyrus

眶回
orbital gyrus

颞叶
temporal lobe

图 1-3-3 脑冠状面 MR T1WI（3）

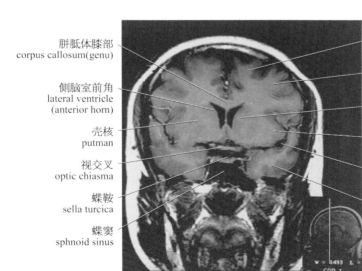

肼胝体膝部
corpus callosum(genu)

侧脑室前角
lateral ventricle
(anterior horn)

壳核
putman

视交叉
optic chiasma

蝶鞍
sella turcica

蝶窦
sphnoid sinus

额上回
superior frontal gyrus

额中回
middle frontal gyrus

尾状核头部
caudate nucleus (head)

岛叶
insula

外侧裂
lateral fissure

颞叶
temporal lobe

图 1-3-4 脑冠状面 MR T1WI（4）

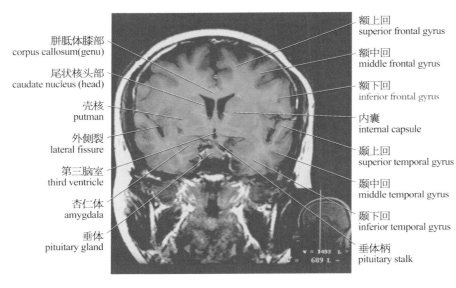

胼胝体膝部
corpus callosum(genu)

尾状核头部
caudate nucleus (head)

壳核
putman

外侧裂
lateral fissure

第三脑室
third ventricle

杏仁体
amygdala

垂体
pituitary gland

额上回
superior frontal gyrus

额中回
middle frontal gyrus

额下回
inferior frontal gyrus

内囊
internal capsule

颞上回
superior temporal gyrus

颞中回
middle temporal gyrus

颞下回
inferior temporal gyrus

垂体柄
pituitary stalk

图 1-3-5　脑冠状面 MR T1WI（5）

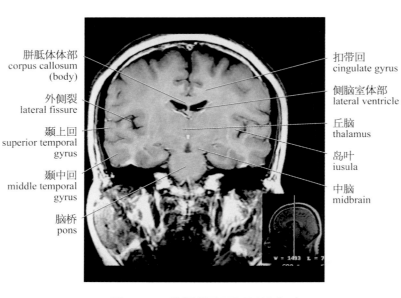

胼胝体体部
corpus callosum
(body)

外侧裂
lateral fissure

颞上回
superior temporal
gyrus

颞中回
middle temporal
gyrus

脑桥
pons

扣带回
cingulate gyrus

侧脑室体部
lateral ventricle

丘脑
thalamus

岛叶
iusula

中脑
midbrain

图 1-3-6　脑冠状面 MR T1WI（6）

上矢状窦
superior sagittal sinus

胼胝体体部
corpus callosum(body)

第三脑室
third ventricle

海马
hippocampus

海马旁回
parahippocampal gyrus

扣带回
cingulate gyrus

侧脑室体部
lateral ventricle(body)

丘脑
thalamus

中脑
midbrain

海马钩回
uncus

脑桥
pons

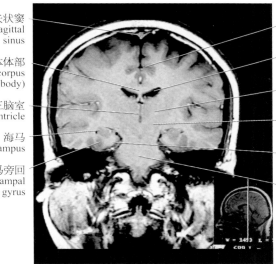

图 1-3-7 脑冠状面 MR T1WI（7）

胼胝体压部
corpus callosum (splenium)

丘脑
thalamus

中脑
midbrain

脑桥
pons

延髓
medulla

中央后回
postcentral gyrus

扣带回
cingulate gyrus

侧脑室三角部
lateral ventricle(trigone)

海马
hippocampus

小脑中脚
middle cerebellar peduncle

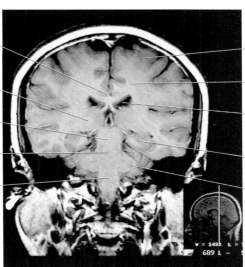

图 1-3-8 脑冠状面 MR T1WI（8）

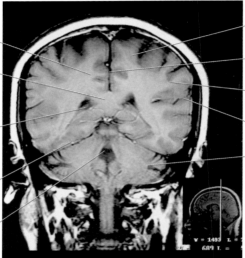

扣带回
cingulate gyrus

胼胝体压部
corpus callosum
(splenium)

侧脑室三角部
lateral ventricle
(trigone)

小脑幕
tentorium
cerebelli

第四脑室
fourth ventricle

中央后回
postcentral gyrus

大脑镰
falx cerebri

缘回
gyrus marginalis

外侧裂
lateral fissure

小脑半球
cerebellum
(hemisphere)

图 1-3-9 脑冠状面 MR T1WI（9）

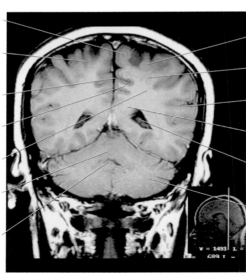

楔前回
precuneus gyrus

顶上小叶
superior parietal
lobule

大脑镰
falx cerebri

楔回
cuneus

距状沟
calcarine sulcus

小脑蚓部
cerebellum
(vermis)

第四脑室
fourth ventricle

顶下沟
subparietal sulcus

顶枕沟
parietooccipital sulcus

外侧裂
lateral fissure

舌回
lingual gyrus

侧脑室枕角
lateral ventricle
(occipital horn)

小脑半球
cerebellum
(hemisphere)

图 1-3-10 脑冠状面 MR T1WI（10）

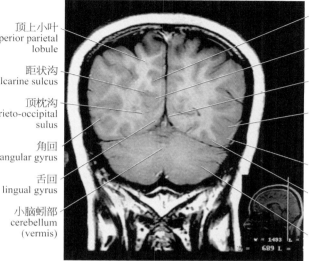

顶上小叶
superior parietal lobule

距状沟
calcarine sulcus

顶枕沟
parieto-occipital sulcus

角回
angular gyrus

舌回
lingual gyrus

小脑蚓部
cerebellum (vermis)

楔前回
precuneus gyrus

楔回
cuneus gyrus

直窦
straight sinus

枕颞外侧回
external occipitotemporal gyrus

枕颞沟
occipitotemporal sulcus

枕颞内侧回
interal occipitotemporal gyrus

小脑半球
cerebellum (hemisphere)

图 1-3-11 脑冠状面 MR T1WI（11）

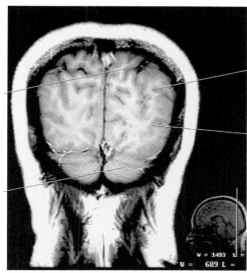

顶上小叶
superior parietal lobule

小脑半球
cerebellum (hemisphere)

顶下小叶
inferior parietal lobule

枕叶
occipital lobe

图 1-3-12 脑冠状面 MR T1WI（12）

四 鞍区 **MRI** 解剖图

见图 1-4-1, 图 1-4-2。

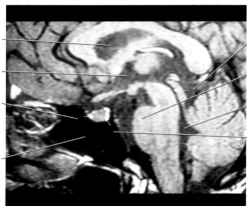

侧脑室
lateral ventricle

第三脑室
third ventricle

垂体前叶
(腺垂体)
anterior lobe of
pituitary gland

蝶窦
sphenoid sinus

中脑导水管
midbrain duct

脑桥
pons

第四脑室
fourth ventricle

垂体后叶
(神经垂体)
posterior lobe of
pituitary gland

图 1-4-1 鞍区矢状面 MRI

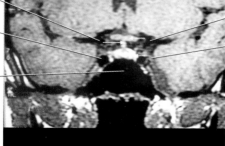

垂体柄
pituitary stalk

颈内动脉
internal carotid
artery

蝶窦
sphenoid sinus

视交叉
optic chiasma

垂体
pituitary lobe

图 1-4-2 鞍区冠状面 MRI

五 脑横断面 CT 解剖图

扫描方式：Siemens 64 排螺旋 CT 机，OML 基线（外眦与外耳道中点连线），层厚 10 mm，间隔 10mm（图 1-5-1 ～ 图 1-5-12）。

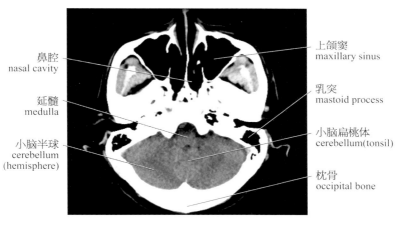

鼻腔
nasal cavity

延髓
medulla

小脑半球
cerebellum
(hemisphere)

上颌窦
maxillary sinus

乳突
mastoid process

小脑扁桃体
cerebellum(tonsil)

枕骨
occipital bone

图 1-5-1　脑横断面 CT（1）

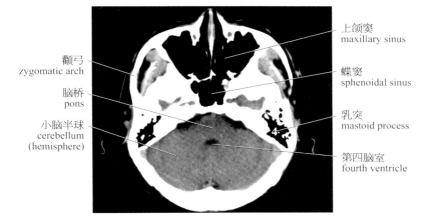

颧弓
zygomatic arch

脑桥
pons

小脑半球
cerebellum
(hemisphere)

上颌窦
maxillary sinus

蝶窦
sphenoidal sinus

乳突
mastoid process

第四脑室
fourth ventricle

图 1-5-2　脑横断面 CT（2）

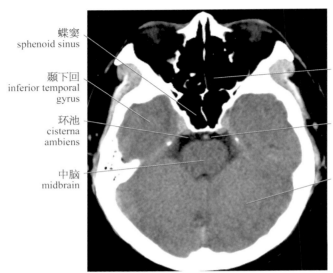

蝶窦
sphenoid sinus

颞下回
inferior temporal
gyrus

环池
cisterna
ambiens

中脑
midbrain

筛窦
ethmoidei sinus

基底动脉
basilar artery

小脑半球
cerebellum
(hemisphere)

图 1-5-3 脑横断面 CT（3）

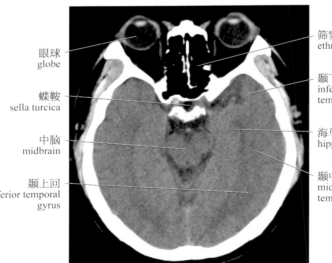

眼球
globe

蝶鞍
sella turcica

中脑
midbrain

颞上回
inferior temporal
gyrus

筛窦
ethmoid sinus

颞下回
inferior
temporal gyrus

海马
hippocampus

颞中回
middle
temporal gyrus

图 1-5-4 脑横断面 CT（4）

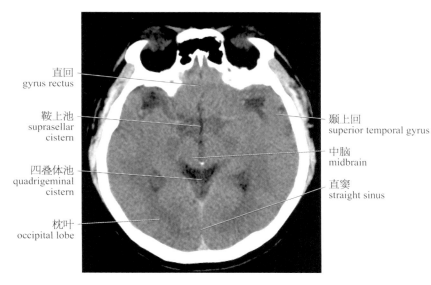

直回
gyrus rectus

鞍上池
suprasellar
cistern

四叠体池
quadrigeminal
cistern

枕叶
occipital lobe

颞上回
superior temporal gyrus

中脑
midbrain

直窦
straight sinus

图 1-5-5　脑横断面 CT（5）

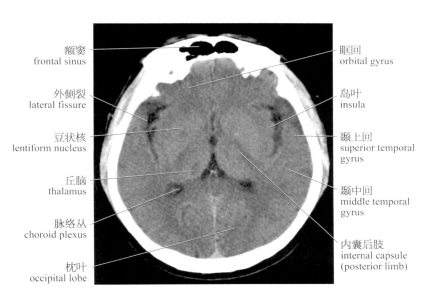

额窦
frontal sinus

外侧裂
lateral fissure

豆状核
lentiform nucleus

丘脑
thalamus

脉络丛
choroid plexus

枕叶
occipital lobe

眶回
orbital gyrus

岛叶
insula

颞上回
superior temporal
gyrus

颞中回
middle temporal
gyrus

内囊后肢
internal capsule
(posterior limb)

图 1-5-6　脑横断面 CT（6）

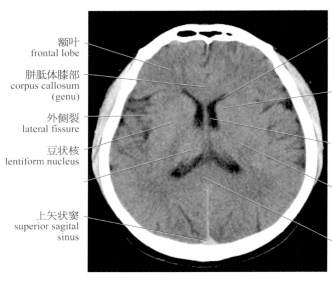

额叶
frontal lobe

胼胝体膝部
corpus callosum
(genu)

外侧裂
lateral fissure

豆状核
lentiform nucleus

上矢状窦
superior sagital
sinus

侧脑室前角
lateral ventricle
(anterior horn)

尾状核头部
caudate nucleus
(head)

透明隔
septum pellucidum

内囊后肢
internal capsule
(posterior limb)

胼胝体压部
corpus callosum
(splenium)

图 1-5-7　脑横断面 CT（7）

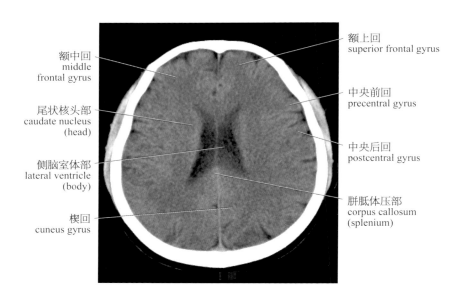

额中回
middle
frontal gyrus

尾状核头部
caudate nucleus
(head)

侧脑室体部
lateral ventricle
(body)

楔回
cuneus gyrus

额上回
superior frontal gyrus

中央前回
precentral gyrus

中央后回
postcentral gyrus

胼胝体压部
corpus callosum
(splenium)

图 1-5-8　脑横断面 CT（8）

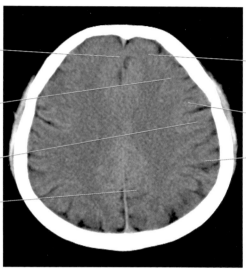

上矢状窦
superior sagittal
sinus

额上回
superior frontal
gyrus

额中回
middle frontal
gyrus

中央前回
precentral gyrus

中央后回
postcentral gyrus

顶下小叶
inferior parietal
lobule

楔前回
precuneus gyrus

图 1-5-9 脑横断面 CT（9）

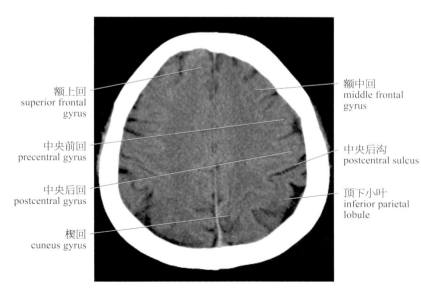

额上回
superior frontal
gyrus

额中回
middle frontal
gyrus

中央前回
precentral gyrus

中央后沟
postcentral sulcus

中央后回
postcentral gyrus

顶下小叶
inferior parietal
lobule

楔回
cuneus gyrus

图 1-5-10 脑横断面 CT（10）

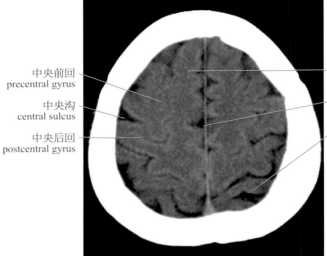

中央前回
precentral gyrus

中央沟
central sulcus

中央后回
postcentral gyrus

额上回
superior frontal gyrus

大脑镰
falx cerebri

顶上小叶
superior parietal lobule

图 1-5-11 脑横断面 CT（11）

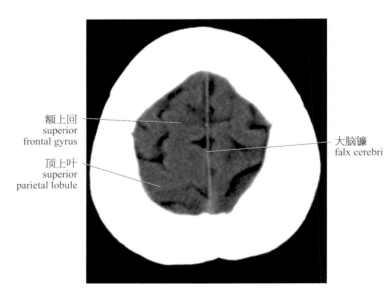

额上回
superior
frontal gyrus

顶上叶
superior
parietal lobule

大脑镰
falx cerebri

图 1-5-12 脑横断面 CT（12）

六 胎儿脑横断面 MRI 解剖图

扫描方式：GE Verio 1.5T MRI 机，层厚 4 mm，层距 1 mm（图 1-6-1～图 1-6-6）。

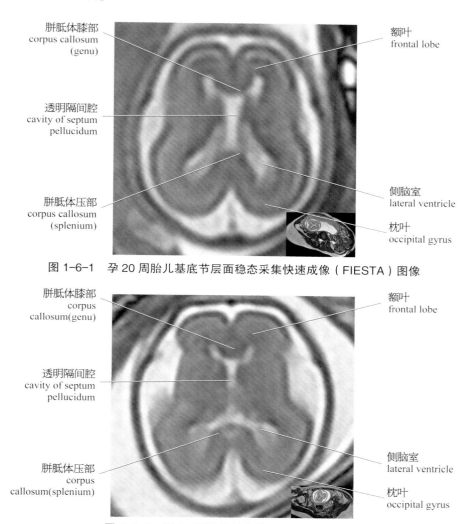

胼胝体膝部
corpus callosum
(genu)

额叶
frontal lobe

透明隔间腔
cavity of septum
pellucidum

侧脑室
lateral ventricle

胼胝体压部
corpus callosum
(splenium)

枕叶
occipital gyrus

图 1-6-1　孕 20 周胎儿基底节层面稳态采集快速成像（FIESTA）图像

胼胝体膝部
corpus
callosum(genu)

额叶
frontal lobe

透明隔间腔
cavity of septum
pellucidum

侧脑室
lateral ventricle

胼胝体压部
corpus
callosum(splenium)

枕叶
occipital gyrus

图 1-6-2　孕 24 周胎儿基底节层面 FIESTA 图像

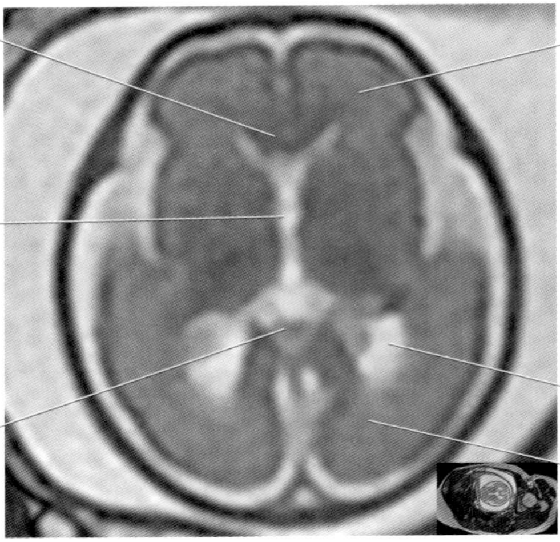

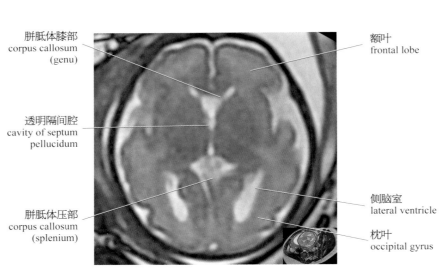

胼胝体膝部
corpus callosum
(genu)

额叶
frontal lobe

透明隔间腔
cavity of septum
pellucidum

侧脑室
lateral ventricle

胼胝体压部
corpus callosum
(splenium)

枕叶
occipital gyrus

图 1-6-3　孕 28 周胎儿基底节层面 FIESTA 图像

胼胝体膝部
corpus callosum
(genu)

额叶
frontal lobe

透明隔间腔
cavity of septum
pellucidum

侧脑室
lateral ventricle

胼胝体压部
corpus callosum
(splenium)

枕叶
occipital gyrus

图 1-6-4　孕 32 周胎儿基底节层面 FIESTA 图像

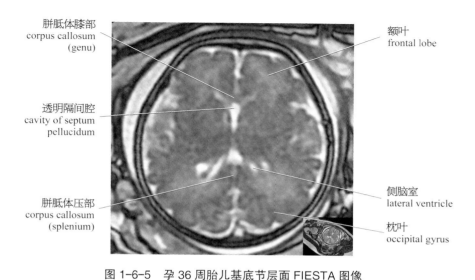

胼胝体膝部
corpus callosum
(genu)

额叶
frontal lobe

透明隔间腔
cavity of septum
pellucidum

胼胝体压部
corpus callosum
(splenium)

侧脑室
lateral ventricle

枕叶
occipital gyrus

图 1-6-5 孕 36 周胎儿基底节层面 FIESTA 图像

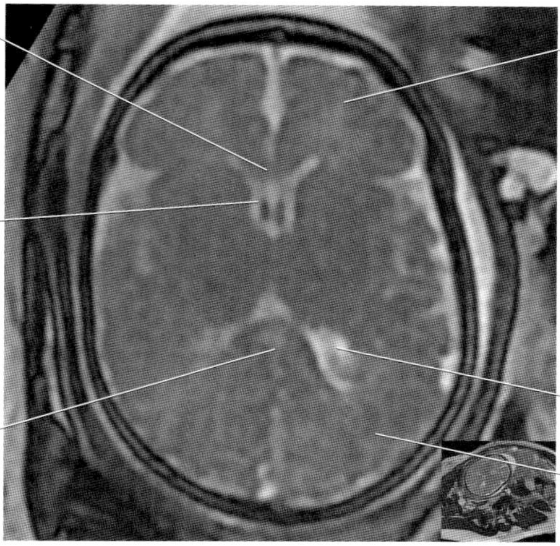

胼胝体膝部
corpus callosum
(genu)

额叶
frontal lobe

透明隔间腔
cavity of septum
pellucidum

侧脑室
lateral ventricle

胼胝体压部
corpus callosum
(splenium)

枕叶
occipital gyrus

图 1-6-6 孕 40 周胎儿基底节层面 FIESTA 图像

七 婴幼儿及儿童、青少年脑横断面 MRI 解剖图

扫描方式：GE Discovery 750 3.0T MRI 机，层厚 4 mm，OML 基线（图 1-7-1 ～ 图 1-7-20）。

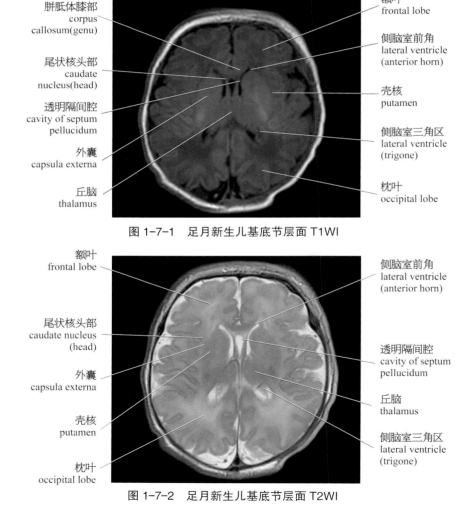

胼胝体膝部
corpus
callosum(genu)

尾状核头部
caudate
nucleus(head)

透明隔间腔
cavity of septum
pellucidum

外囊
capsula externa

丘脑
thalamus

额叶
frontal lobe

侧脑室前角
lateral ventricle
(anterior horn)

壳核
putamen

侧脑室三角区
lateral ventricle
(trigone)

枕叶
occipital lobe

图 1-7-1 足月新生儿基底节层面 T1WI

额叶
frontal lobe

尾状核头部
caudate nucleus
(head)

外囊
capsula externa

壳核
putamen

枕叶
occipital lobe

侧脑室前角
lateral ventricle
(anterior horn)

透明隔间腔
cavity of septum
pellucidum

丘脑
thalamus

侧脑室三角区
lateral ventricle
(trigone)

图 1-7-2 足月新生儿基底节层面 T2WI

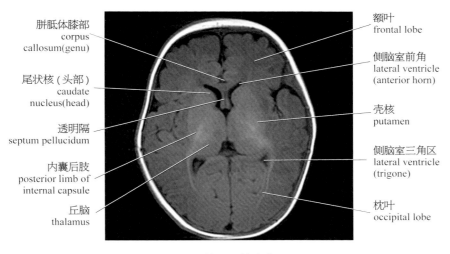

胼胝体膝部
corpus
callosum(genu)

尾状核 (头部)
caudate
nucleus(head)

透明隔
septum pellucidum

内囊后肢
posterior limb of
internal capsule

丘脑
thalamus

额叶
frontal lobe

侧脑室前角
lateral ventricle
(anterior horn)

壳核
putamen

侧脑室三角区
lateral ventricle
(trigone)

枕叶
occipital lobe

图 1-7-3　3 月龄婴儿基底节层面 T1WI

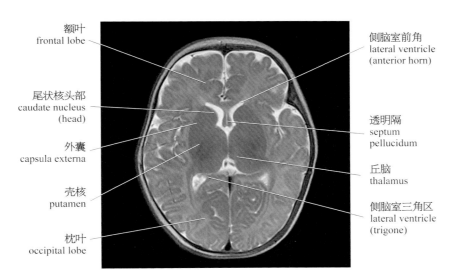

额叶
frontal lobe

尾状核头部
caudate nucleus
(head)

外囊
capsula externa

壳核
putamen

枕叶
occipital lobe

侧脑室前角
lateral ventricle
(anterior horn)

透明隔
septum
pellucidum

丘脑
thalamus

侧脑室三角区
lateral ventricle
(trigone)

图 1-7-4　3 月龄婴儿基底节层面 T2WI

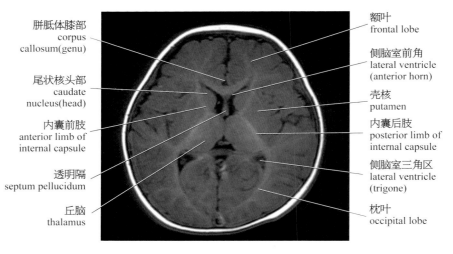

胼胝体膝部
corpus
callosum(genu)

尾状核头部
caudate
nucleus(head)

内囊前肢
anterior limb of
internal capsule

透明隔
septum pellucidum

丘脑
thalamus

额叶
frontal lobe

侧脑室前角
lateral ventricle
(anterior horn)

壳核
putamen

内囊后肢
posterior limb of
internal capsule

侧脑室三角区
lateral ventricle
(trigone)

枕叶
occipital lobe

图 1-7-5　6 月龄婴儿基底节层面 T1WI

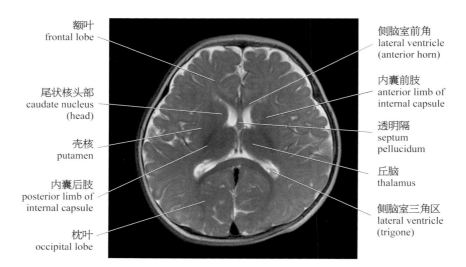

额叶
frontal lobe

尾状核头部
caudate nucleus
(head)

壳核
putamen

内囊后肢
posterior limb of
internal capsule

枕叶
occipital lobe

侧脑室前角
lateral ventricle
(anterior horn)

内囊前肢
anterior limb of
internal capsule

透明隔
septum
pellucidum

丘脑
thalamus

侧脑室三角区
lateral ventricle
(trigone)

图 1-7-6　6 月龄婴儿基底节层面 T2WI

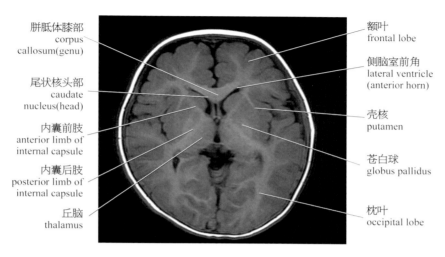

胼胝体膝部
corpus
callosum(genu)

尾状核头部
caudate
nucleus(head)

内囊前肢
anterior limb of
internal capsule

内囊后肢
posterior limb of
internal capsule

丘脑
thalamus

额叶
frontal lobe

侧脑室前角
lateral ventricle
(anterior horn)

壳核
putamen

苍白球
globus pallidus

枕叶
occipital lobe

图 1-7-7 9 月龄婴儿基底节层面 T1WI

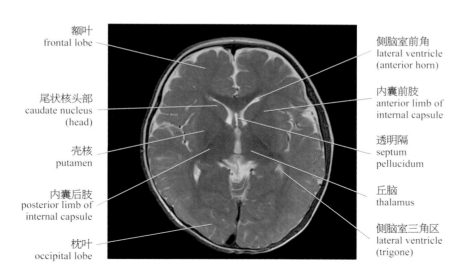

额叶
frontal lobe

尾状核头部
caudate nucleus
(head)

壳核
putamen

内囊后肢
posterior limb of
internal capsule

枕叶
occipital lobe

侧脑室前角
lateral ventricle
(anterior horn)

内囊前肢
anterior limb of
internal capsule

透明隔
septum
pellucidum

丘脑
thalamus

侧脑室三角区
lateral ventricle
(trigone)

图 1-7-8 9 月龄婴儿基底节层面 T2WI

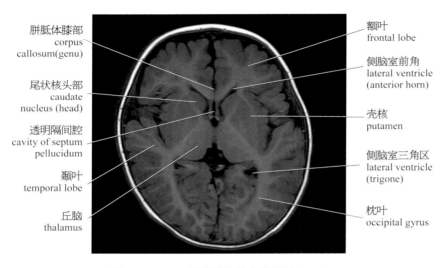

胼胝体膝部
corpus
callosum(genu)

尾状核头部
caudate
nucleus (head)

透明隔间腔
cavity of septum
pellucidum

颞叶
temporal lobe

丘脑
thalamus

额叶
frontal lobe

侧脑室前角
lateral ventricle
(anterior horn)

壳核
putamen

侧脑室三角区
lateral ventricle
(trigone)

枕叶
occipital gyrus

图 1-7-9　12 月龄婴儿基底节层面 T1WI

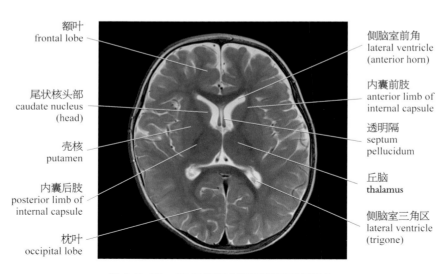

额叶
frontal lobe

尾状核头部
caudate nucleus
(head)

壳核
putamen

内囊后肢
posterior limb of
internal capsule

枕叶
occipital lobe

侧脑室前角
lateral ventricle
(anterior horn)

内囊前肢
anterior limb of
internal capsule

透明隔
septum
pellucidum

丘脑
thalamus

侧脑室三角区
lateral ventricle
(trigone)

图 1-7-10　12 月龄婴儿基底节层面 T2WI

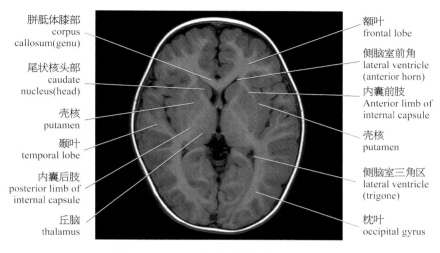

胼胝体膝部
corpus
callosum(genu)

尾状核头部
caudate
nucleus(head)

壳核
putamen

颞叶
temporal lobe

内囊后肢
posterior limb of
internal capsule

丘脑
thalamus

额叶
frontal lobe

侧脑室前角
lateral ventricle
(anterior horn)

内囊前肢
Anterior limb of
internal capsule

壳核
putamen

侧脑室三角区
lateral ventricle
(trigone)

枕叶
occipital gyrus

图 1-7-11　1.5 岁幼儿基底节层面 T1WI

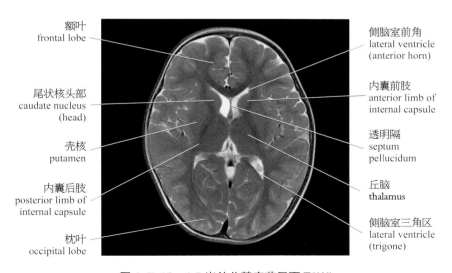

额叶
frontal lobe

尾状核头部
caudate nucleus
(head)

壳核
putamen

内囊后肢
posterior limb of
internal capsule

枕叶
occipital lobe

侧脑室前角
lateral ventricle
(anterior horn)

内囊前肢
anterior limb of
internal capsule

透明隔
septum
pellucidum

丘脑
thalamus

侧脑室三角区
lateral ventricle
(trigone)

图 1-7-12　1.5 岁幼儿基底节层面 T2WI

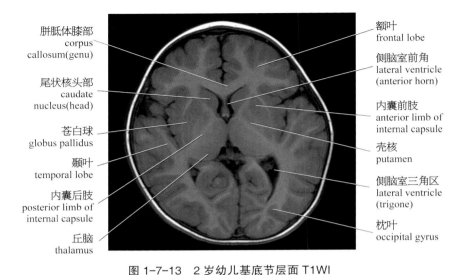

胼胝体膝部
corpus
callosum(genu)

尾状核头部
caudate
nucleus(head)

苍白球
globus pallidus

颞叶
temporal lobe

内囊后肢
posterior limb of
internal capsule

丘脑
thalamus

额叶
frontal lobe

侧脑室前角
lateral ventricle
(anterior horn)

内囊前肢
anterior limb of
internal capsule

壳核
putamen

侧脑室三角区
lateral ventricle
(trigone)

枕叶
occipital gyrus

图 1-7-13　2 岁幼儿基底节层面 T1WI

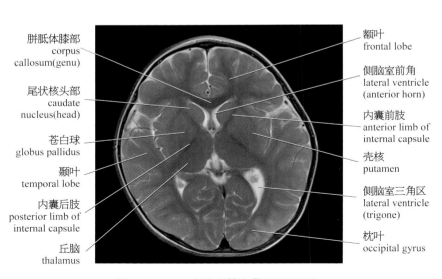

胼胝体膝部
corpus
callosum(genu)

尾状核头部
caudate
nucleus(head)

苍白球
globus pallidus

颞叶
temporal lobe

内囊后肢
posterior limb of
internal capsule

丘脑
thalamus

额叶
frontal lobe

侧脑室前角
lateral ventricle
(anterior horn)

内囊前肢
anterior limb of
internal capsule

壳核
putamen

侧脑室三角区
lateral ventricle
(trigone)

枕叶
occipital gyrus

图 1-7-14　2 岁幼儿基底节层面 T2WI

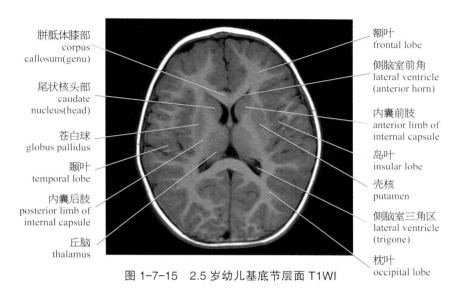

胼胝体膝部 corpus callosum(genu)

尾状核头部 caudate nucleus(head)

苍白球 globus pallidus

颞叶 temporal lobe

内囊后肢 posterior limb of internal capsule

丘脑 thalamus

额叶 frontal lobe

侧脑室前角 lateral ventricle (anterior horn)

内囊前肢 anterior limb of internal capsule

岛叶 insular lobe

壳核 putamen

侧脑室三角区 lateral ventricle (trigone)

枕叶 occipital lobe

图 1-7-15　2.5 岁幼儿基底节层面 T1WI

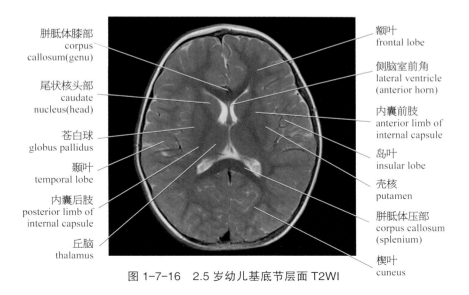

胼胝体膝部 corpus callosum(genu)

尾状核头部 caudate nucleus(head)

苍白球 globus pallidus

颞叶 temporal lobe

内囊后肢 posterior limb of internal capsule

丘脑 thalamus

额叶 frontal lobe

侧脑室前角 lateral ventricle (anterior horn)

内囊前肢 anterior limb of internal capsule

岛叶 insular lobe

壳核 putamen

胼胝体压部 corpus callosum (splenium)

楔叶 cuneus

图 1-7-16　2.5 岁幼儿基底节层面 T2WI

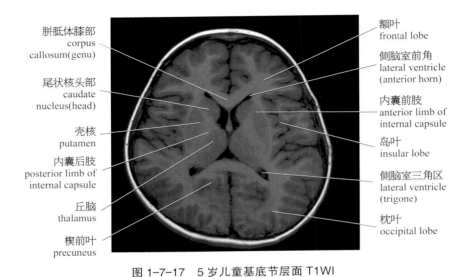

胼胝体膝部
corpus
callosum(genu)

尾状核头部
caudate
nucleus(head)

壳核
putamen

内囊后肢
posterior limb of
internal capsule

丘脑
thalamus

楔前叶
precuneus

额叶
frontal lobe

侧脑室前角
lateral ventricle
(anterior horn)

内囊前肢
anterior limb of
internal capsule

岛叶
insular lobe

侧脑室三角区
lateral ventricle
(trigone)

枕叶
occipital lobe

图 1-7-17　5 岁儿童基底节层面 T1WI

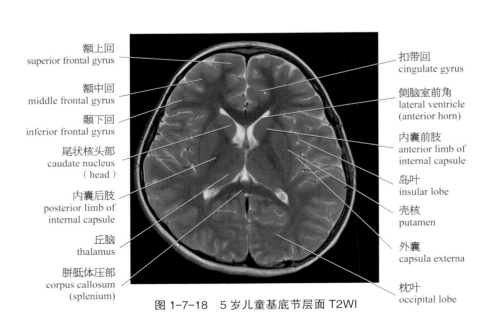

额上回
superior frontal gyrus

额中回
middle frontal gyrus

额下回
inferior frontal gyrus

尾状核头部
caudate nucleus
（ head ）

内囊后肢
posterior limb of
internal capsule

丘脑
thalamus

胼胝体压部
corpus callosum
(splenium)

扣带回
cingulate gyrus

侧脑室前角
lateral ventricle
(anterior horn)

内囊前肢
anterior limb of
internal capsule

岛叶
insular lobe

壳核
putamen

外囊
capsula externa

枕叶
occipital lobe

图 1-7-18　5 岁儿童基底节层面 T2WI

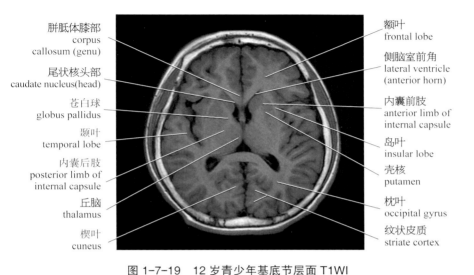

胼胝体膝部
corpus
callosum (genu)

尾状核头部
caudate nucleus(head)

苍白球
globus pallidus

颞叶
temporal lobe

内囊后肢
posterior limb of
internal capsule

丘脑
thalamus

楔叶
cuneus

额叶
frontal lobe

侧脑室前角
lateral ventricle
(anterior horn)

内囊前肢
anterior limb of
internal capsule

岛叶
insular lobe

壳核
putamen

枕叶
occipital gyrus

纹状皮质
striate cortex

图 1-7-19　12 岁青少年基底节层面 T1WI

尾状核头部
caudate nucleus
(head)

苍白球
globus pallidus

颞叶
temporal lobe

内囊后肢
posterior limb of
internal capsule

丘脑
thalamus

扣带回
cingulate gyrus

额叶
frontal lobe

侧脑室前角
lateral ventricle
(anterior horn)

内囊前肢
anterior limb of
internal capsule

岛叶
insular lobe

壳核
putamen

侧脑室三角区
lateral ventricle
(trigone)

纹状皮质
striate cortex

图 1-7-20　12 岁青少年基底节层面 T2WI

八　脑功能新技术解剖图

（一）头颅 CT 灌注成像（CTP）

扫描方式：东芝 Aquilion ONE 320 排扫描仪，层厚 1 mm，间隔 1 mm，最大密度投影（MIP）层厚 10 mm（图 1-8-1 ～ 图 1-8-4）。

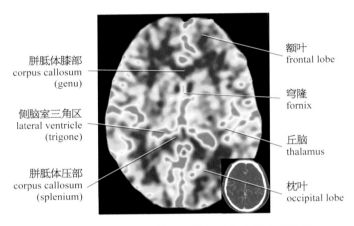

胼胝体膝部
corpus callosum
(genu)

侧脑室三角区
lateral ventricle
(trigone)

胼胝体压部
corpus callosum
(splenium)

额叶
frontal lobe

穹隆
fornix

丘脑
thalamus

枕叶
occipital lobe

图 1-8-1　基底节层面局部脑血容量（rCBV）

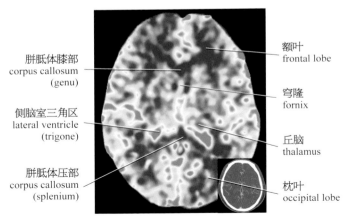

胼胝体膝部
corpus callosum
(genu)

侧脑室三角区
lateral ventricle
(trigone)

胼胝体压部
corpus callosum
(splenium)

额叶
frontal lobe

穹隆
fornix

丘脑
thalamus

枕叶
occipital lobe

图 1-8-2　基底节层面局部脑血流量（rCBF）

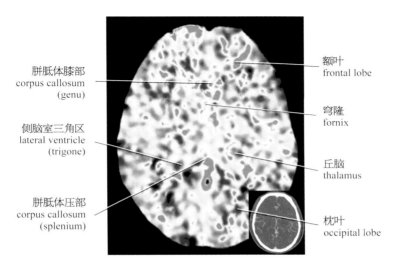

胼胝体膝部
corpus callosum
(genu)

侧脑室三角区
lateral ventricle
(trigone)

胼胝体压部
corpus callosum
(splenium)

额叶
frontal lobe

穹隆
fornix

丘脑
thalamus

枕叶
occipital lobe

图 1-8-3　基底节层面对比剂平均通过时间（MTT）

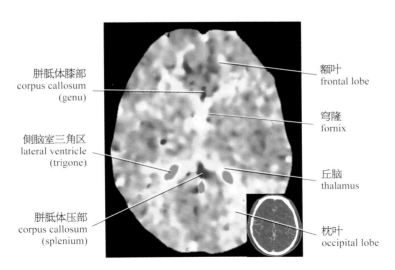

胼胝体膝部
corpus callosum
(genu)

侧脑室三角区
lateral ventricle
(trigone)

胼胝体压部
corpus callosum
(splenium)

额叶
frontal lobe

穹隆
fornix

丘脑
thalamus

枕叶
occipital lobe

图 1-8-4　基底节层面对比剂达峰时间（TTP）

（二）头颅 MR 弥散加权成像

扫描方式：GE Discovery 750W 3.0T MRI 机，DWI 序列，层厚 4 mm（图 1-8-5，图 1-8-6）。

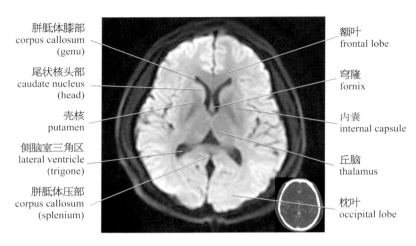

胼胝体膝部 corpus callosum (genu)
尾状核头部 caudate nucleus (head)
壳核 putamen
侧脑室三角区 lateral ventricle (trigone)
胼胝体压部 corpus callosum (splenium)

额叶 frontal lobe
穹隆 fornix
内囊 internal capsule
丘脑 thalamus
枕叶 occipital lobe

图 1-8-5　基底节层面弥散加权成像（DWI）

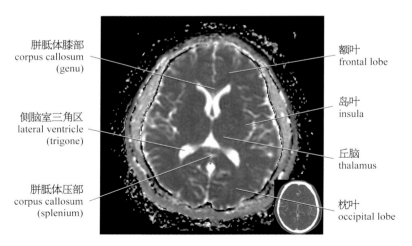

胼胝体膝部 corpus callosum (genu)
侧脑室三角区 lateral ventricle (trigone)
胼胝体压部 corpus callosum (splenium)

额叶 frontal lobe
岛叶 insula
丘脑 thalamus
枕叶 occipital lobe

图 1-8-6　基底节层面表观弥散系数（ADC）

（三）头颅动脉自旋标记（ASL）MRI

扫描方式：GE Discovery 750W 3.0T MRI 机，SE ASL 序列，PLD：1 525 mm，层厚 4 mm（图 1-8-7）。

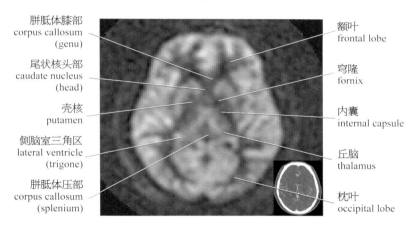

胼胝体膝部
corpus callosum
(genu)

尾状核头部
caudate nucleus
(head)

壳核
putamen

侧脑室三角区
lateral ventricle
(trigone)

胼胝体压部
corpus callosum
(splenium)

额叶
frontal lobe

穹隆
fornix

内囊
internal capsule

丘脑
thalamus

枕叶
occipital lobe

图 1-8-7　基底节层面 ASL

（四）头颅高分辨率三维 MR T1 增强

扫描方式：GE Discovery 750W 3.0T MRI 机，3D BRAVO 序列，层厚 1 mm（图 1-8-8）。

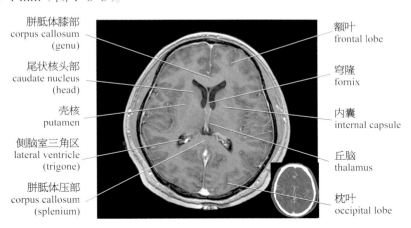

胼胝体膝部
corpus callosum
(genu)

尾状核头部
caudate nucleus
(head)

壳核
putamen

侧脑室三角区
lateral ventricle
(trigone)

胼胝体压部
corpus callosum
(splenium)

额叶
frontal lobe

穹隆
fornix

内囊
internal capsule

丘脑
thalamus

枕叶
occipital lobe

图 1-8-8　基底节层面 3D 高清 T1 增强

（五）头颅 MR T2 FLAIR 增强

扫描方式：GE Discovery 750W 3.0T MRI 机，FLAIR 序列，层厚 2 mm（图 1-8-9）。

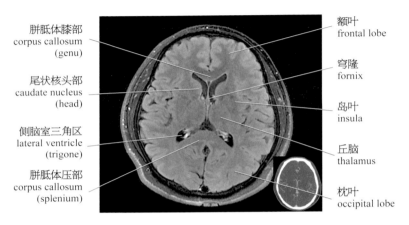

胼胝体膝部
corpus callosum
(genu)

尾状核头部
caudate nucleus
(head)

侧脑室三角区
lateral ventricle
(trigone)

胼胝体压部
corpus callosum
(splenium)

额叶
frontal lobe

穹隆
fornix

岛叶
insula

丘脑
thalamus

枕叶
occipital lobe

图 1-8-9　基底节层面 T2 FLAIR 增强

（六）头颅磁敏感加权成像

扫描方式：Philips 3.0T MRI 机，磁敏感加权成像（SWI）序列，层厚 4 mm，层间隔 4 mm（图 1-8-10 ～ 图 1-8-12）。

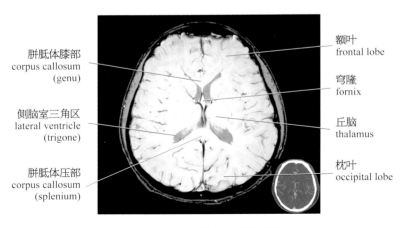

胼胝体膝部
corpus callosum
(genu)

侧脑室三角区
lateral ventricle
(trigone)

胼胝体压部
corpus callosum
(splenium)

额叶
frontal lobe

穹隆
fornix

丘脑
thalamus

枕叶
occipital lobe

图 1-8-10　基底节层面 SWI

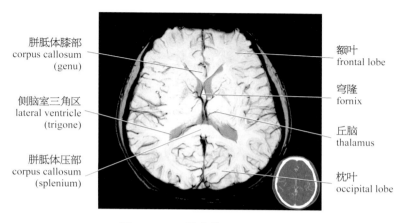

胼胝体膝部
corpus callosum
(genu)

侧脑室三角区
lateral ventricle
(trigone)

胼胝体压部
corpus callosum
(splenium)

额叶
frontal lobe

穹隆
fornix

丘脑
thalamus

枕叶
occipital lobe

图 1-8-11 基底节层面 SWI MIP

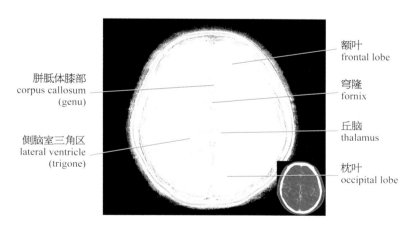

胼胝体膝部
corpus callosum
(genu)

侧脑室三角区
lateral ventricle
(trigone)

额叶
frontal lobe

穹隆
fornix

丘脑
thalamus

枕叶
occipital lobe

图 1-8-12 基底节层面 SWI 相位图

九 头部 CTA 解剖图

扫描方式：东芝 Aquilion ONE 320 排螺旋 CT，横断面层厚 1 mm，间隔 1 mm，3D 容积重建（VR），MIP 重建（图 1-9-1 ～ 图 1-9-8）。

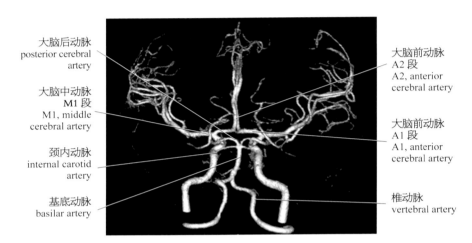

大脑后动脉
posterior cerebral artery

大脑中动脉 M1 段
M1, middle cerebral artery

颈内动脉
internal carotid artery

基底动脉
basilar artery

大脑前动脉 A2 段
A2, anterior cerebral artery

大脑前动脉 A1 段
A1, anterior cerebral artery

椎动脉
vertebral artery

图 1-9-1 头 CTA VR，前循环位

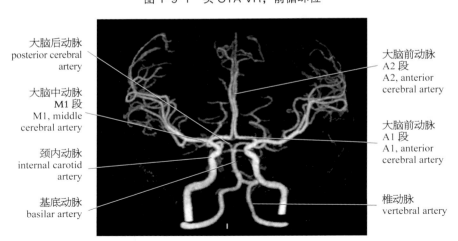

大脑后动脉
posterior cerebral artery

大脑中动脉 M1 段
M1, middle cerebral artery

颈内动脉
internal carotid artery

基底动脉
basilar artery

大脑前动脉 A2 段
A2, anterior cerebral artery

大脑前动脉 A1 段
A1, anterior cerebral artery

椎动脉
vertebral artery

图 1-9-2 头 CTA MIP，前循环位

大脑中动脉
middle cerebral
artery

后交通动脉
posterior
communicating
artery

大脑后动脉
posterior
cerebral

基底动脉
basilar artery

前交通动脉
anterior
communicating
artery

大脑前动脉
A1 段
A1, anterior
cerebral artery

颈内动脉
internal carotid
artery

椎动脉
vertebral artery

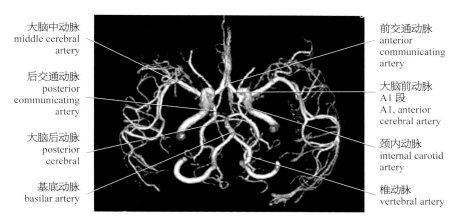

图 1-9-3　头 CTA VR，Willis 环位

大脑中动脉
middle cerebral
artery

后交通动脉
posterior
communicating
artery

大脑后动脉
posterior
cerebral

基底动脉
basilar artery

大脑前动脉
anterior
cerebral artery

颈内动脉
internal carotid
artery

椎动脉
vertebral artery

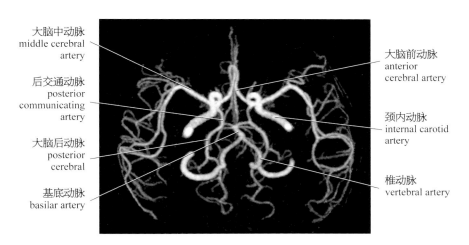

图 1-9-4　头 CTA MIP，Willis 环位

大脑后动脉
posterior
cerebral artery

后交通动脉
posterior
communicating
artery

基底动脉
basilar artery

椎动脉
vertebral artery

大脑前动脉
anterior
cerebral artery

大脑中动脉
middle
cerebral artery

颈内动脉
internal carotid
artery

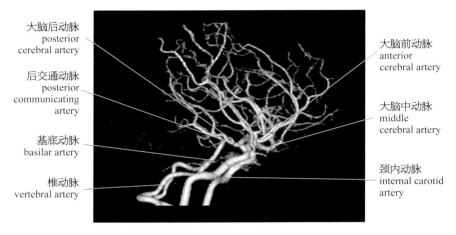

图 1-9-5 头 CTA VR，左侧位

大脑后动脉
posterior
cerebral artery

后交通动脉
posterior
communicating
artery

基底动脉
basilar artery

椎动脉
vertebral artery

大脑前动脉
anterior
cerebral artery

大脑中动脉
middle
cerebral artery

颈内动脉
internal carotid
artery

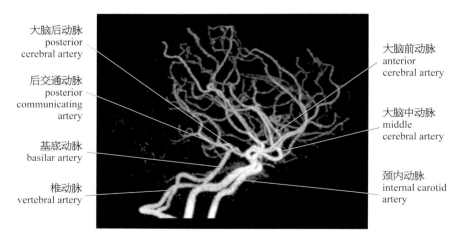

图 1-9-6 头 CTA MIP，左侧位

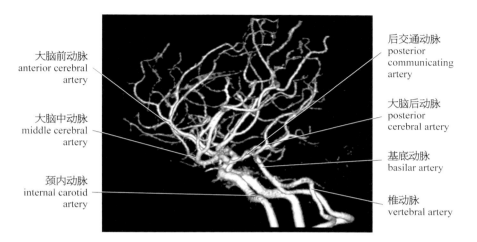

大脑前动脉
anterior cerebral
artery

大脑中动脉
middle cerebral
artery

颈内动脉
internal carotid
artery

后交通动脉
posterior
communicating
artery

大脑后动脉
posterior
cerebral artery

基底动脉
basilar artery

椎动脉
vertebral artery

图 1-9-7 头 CTA VR，右侧位

大脑前动脉
anterior cerebral
artery

大脑中动脉
middle cerebral
artery

颈内动脉
internal carotid
artery

后交通动脉
posterior
communicating
artery

大脑后动脉
posterior
cerebral artery

基底动脉
basilar artery

椎动脉
vertebral artery

图 1-9-8 头 CTA MIP，右侧位

第二章　颈椎

一 颈椎横断面 MRI 解剖图

扫描方式：GE Discovery 3.0T MRI 机，FSE 序列，层厚 4 mm（图 2-1-1 ～ 图 2-1-8）。

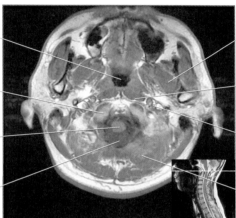

咽腔
cavity of pharynx

寰椎侧块
lateral mass of atlas

颈髓
cervical spinal cord

蛛网膜下腔
subarachnoid space

翼外肌
lateral pterygoid muscle

头长肌
longus capitis muscle

颈内动脉
internal carotid artery

头半棘肌
semispinalis scapitis muscle

图 2-1-1 寰枕交界层面 T1WI

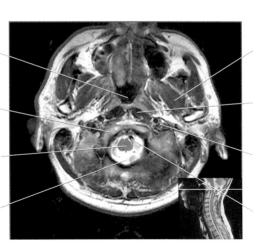

咽腔
cavity of pharynx

寰椎侧块
lateral mass of atlas

颈髓
cervical spinal cord

蛛网膜下腔
subarachnoid space

翼外肌
lateral pterygoid muscle

头长肌
longus capitis muscle

颈内动脉
internal carotid artery

椎动脉
vertebral artery

图 2-1-2 寰枕交界层面 T2WI

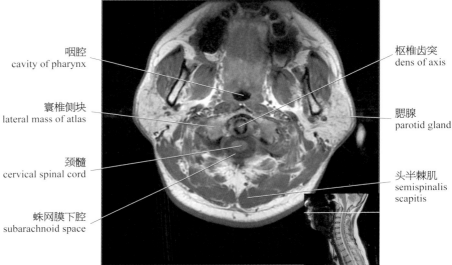

咽腔
cavity of pharynx

枢椎齿突
dens of axis

寰椎侧块
lateral mass of atlas

腮腺
parotid gland

颈髓
cervical spinal cord

头半棘肌
semispinalis scapitis

蛛网膜下腔
subarachnoid space

图 2-1-3 寰枢椎层面 T1WI

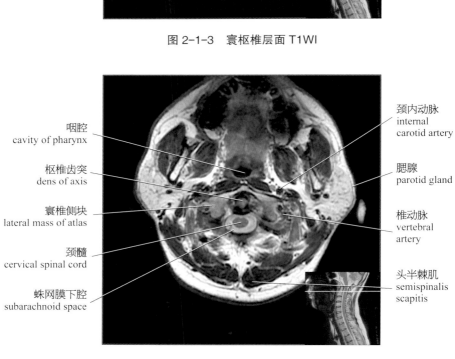

咽腔
cavity of pharynx

颈内动脉
internal carotid artery

枢椎齿突
dens of axis

腮腺
parotid gland

寰椎侧块
lateral mass of atlas

椎动脉
vertebral artery

颈髓
cervical spinal cord

头半棘肌
semispinalis scapitis

蛛网膜下腔
subarachnoid space

图 2-1-4 寰枢椎层面 T2WI

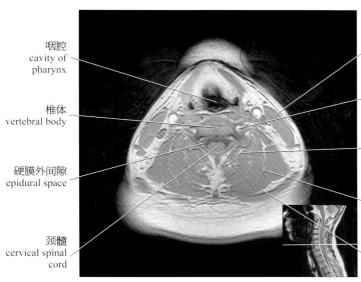

咽腔
cavity of
pharynx

胸锁乳突肌
sternocleidomastoid
muscle

横突孔
transverse foramen

椎体
vertebral body

颈半棘肌
semispinalis cervicis
muscle

硬膜外间隙
epidural space

头半棘肌
semispinalis scapitis
muscle

颈髓
cervical spinal
cord

肩胛提肌
levator scapulae
muscle

图 2-1-5　C5 横断面 T1WI

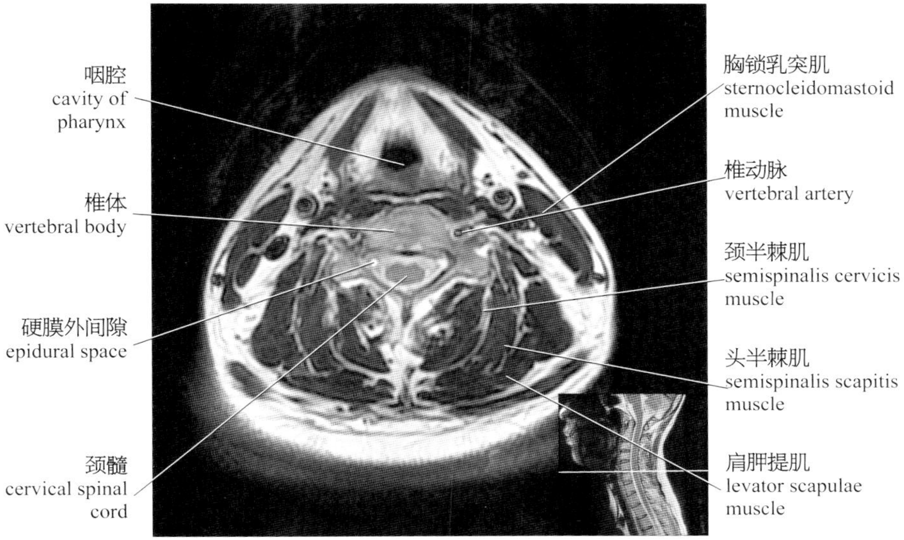

咽腔
cavity of
pharynx

胸锁乳突肌
sternocleidomastoid
muscle

椎动脉
vertebral artery

椎体
vertebral body

颈半棘肌
semispinalis cervicis
muscle

硬膜外间隙
epidural space

头半棘肌
semispinalis scapitis
muscle

颈髓
cervical spinal
cord

肩胛提肌
levator scapulae
muscle

图 2-1-6　C5 横断面 T2WI

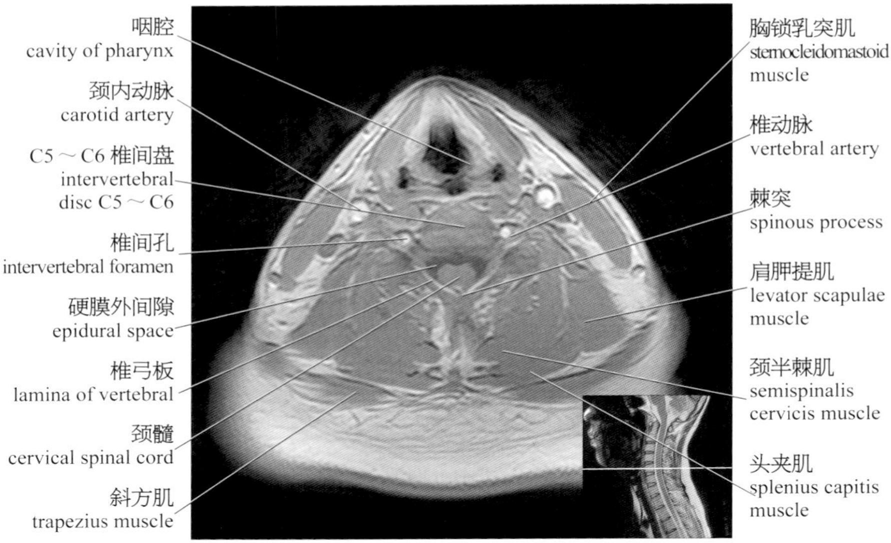

咽腔
cavity of pharynx

颈内动脉
carotid artery

C5 ~ C6 椎间盘
intervertebral
disc C5 ~ C6

椎间孔
intervertebral foramen

硬膜外间隙
epidural space

椎弓板
lamina of vertebral

颈髓
cervical spinal cord

斜方肌
trapezius muscle

胸锁乳突肌
sternocleidomastoid
muscle

椎动脉
vertebral artery

棘突
spinous process

肩胛提肌
levator scapulae
muscle

颈半棘肌
semispinalis
cervicis muscle

头夹肌
splenius capitis
muscle

图 2-1-7   C5 ~ C6 椎间盘横断面 T1WI

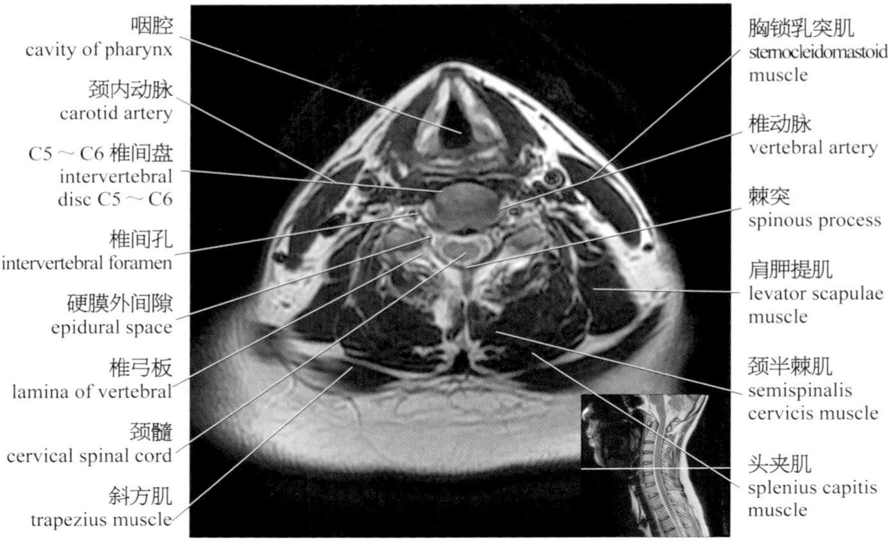

咽腔
cavity of pharynx

颈内动脉
carotid artery

C5 ~ C6 椎间盘
intervertebral
disc C5 ~ C6

椎间孔
intervertebral foramen

硬膜外间隙
epidural space

椎弓板
lamina of vertebral

颈髓
cervical spinal cord

斜方肌
trapezius muscle

胸锁乳突肌
sternocleidomastoid
muscle

椎动脉
vertebral artery

棘突
spinous process

肩胛提肌
levator scapulae
muscle

颈半棘肌
semispinalis
cervicis muscle

头夹肌
splenius capitis
muscle

图 2-1-8   C5 ~ C6 椎间盘横断面 T2WI

二 颈椎矢状面 MR T1WI 解剖图

扫描方式：GE Discovery 3.0T MRI 机，FSE 序列，层厚 4 mm（图 2-2-1～图 2-2-4）。

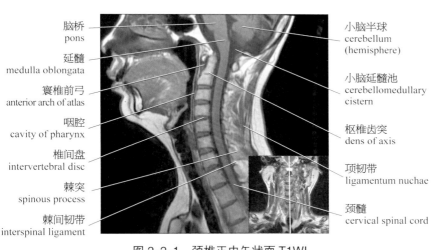

脑桥
pons

延髓
medulla oblongata

寰椎前弓
anterior arch of atlas

咽腔
cavity of pharynx

椎间盘
intervertebral disc

棘突
spinous process

棘间韧带
interspinal ligament

小脑半球
cerebellum
(hemisphere)

小脑延髓池
cerebellomedullary
cistern

枢椎齿突
dens of axis

项韧带
ligamentum nuchae

颈髓
cervical spinal cord

图 2-2-1 颈椎正中矢状面 T1WI

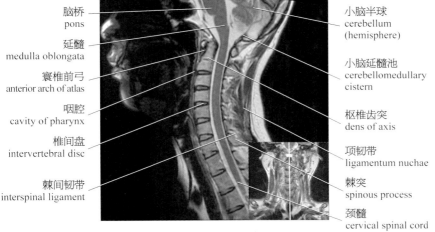

脑桥
pons

延髓
medulla oblongata

寰椎前弓
anterior arch of atlas

咽腔
cavity of pharynx

椎间盘
intervertebral disc

棘间韧带
interspinal ligament

小脑半球
cerebellum
(hemisphere)

小脑延髓池
cerebellomedullary
cistern

枢椎齿突
dens of axis

项韧带
ligamentum nuchae

棘突
spinous process

颈髓
cervical spinal cord

图 2-2-2 颈椎正中矢状面 T2WI

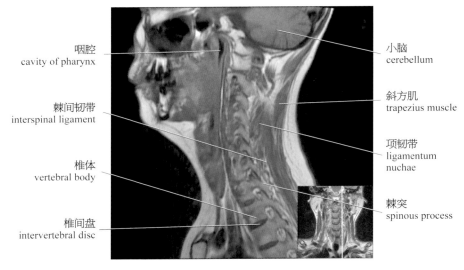

咽腔
cavity of pharynx

棘间韧带
interspinal ligament

椎体
vertebral body

椎间盘
intervertebral disc

小脑
cerebellum

斜方肌
trapezius muscle

项韧带
ligamentum nuchae

棘突
spinous process

图 2-2-3　颈椎旁正中矢状面 T1WI

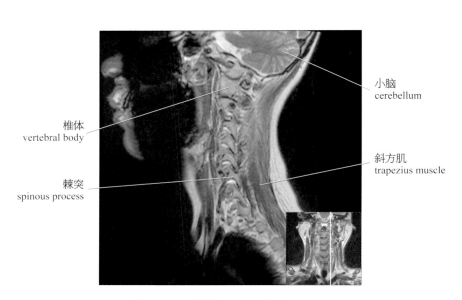

椎体
vertebral body

棘突
spinous process

小脑
cerebellum

斜方肌
trapezius muscle

图 2-2-4　颈椎旁正中矢状面 T2WI

三 颈椎冠状面 MRI 解剖图

扫描方式：GE Discovery 3.0T MRI 机，FSE 序列，层厚 4 mm（图 2-3-1 ~ 图 2-3-4）。

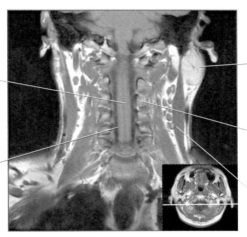

颈髓
cervical spinal cord

蛛网膜下腔
subarachnoid space

腮腺
parotid gland

椎弓
vertebral arch

胸锁乳突肌
sternocleidomastoid

图 2-3-1 颈椎旁正中矢状面 MR T1WI

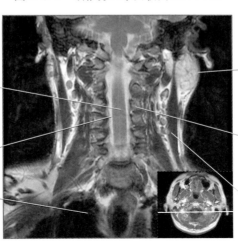

颈髓
cervical spinal cord

蛛网膜下腔
subarachnoid space

肺
lung

腮腺
parotid gland

椎弓
vertebral arch

胸锁乳突肌
sternocleidomastoid

图 2-3-2 胸椎旁正中矢状面 MR T2WI

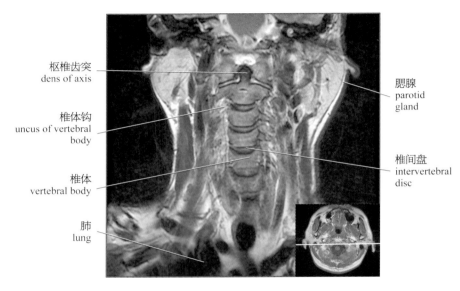

枢椎齿突
dens of axis

椎体钩
uncus of vertebral
body

椎体
vertebral body

肺
lung

腮腺
parotid
gland

椎间盘
intervertebral
disc

图 2-3-3　颈椎旁正中矢状面 MR T1WI

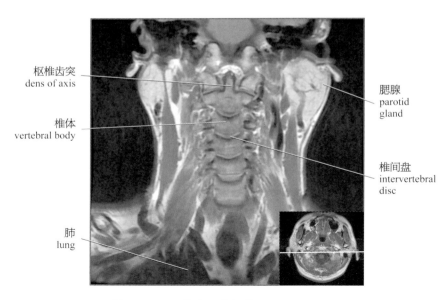

枢椎齿突
dens of axis

椎体
vertebral body

肺
lung

腮腺
parotid
gland

椎间盘
intervertebral
disc

图 2-3-4　颈椎旁正中矢状面 MR T2WI

四 臂丛冠状面 MRI 解剖图

扫描方式：GE Discovery 3.0T MRI 机，STIR 序列，层厚 2 mm（图 2-4-1，图 2-4-2）。

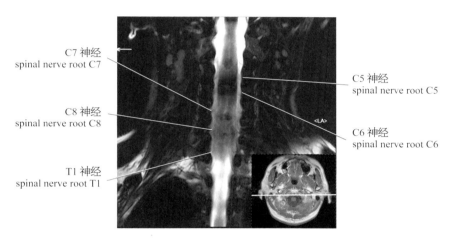

C7 神经
spinal nerve root C7

C8 神经
spinal nerve root C8

T1 神经
spinal nerve root T1

C5 神经
spinal nerve root C5

C6 神经
spinal nerve root C6

图 2-4-1 臂丛神经冠状面重建（椎管内节前段）

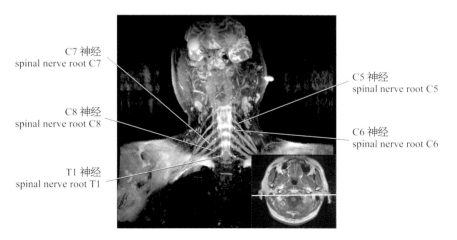

C7 神经
spinal nerve root C7

C8 神经
spinal nerve root C8

T1 神经
spinal nerve root T1

C5 神经
spinal nerve root C5

C6 神经
spinal nerve root C6

图 2-4-2 臂丛神经冠状面重建（椎管外节后段）

五 寰枢椎 CT 解剖图

扫描方式：GE Lightspeed 16 螺旋 CT 机，层厚 5 mm（图 2-5-1 ～ 图 2-5-7）。

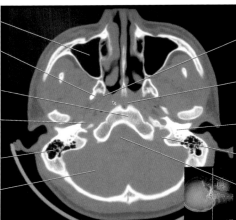

上颌窦
maxillary sinus

翼突外侧板
lateral pterygoid plate

枕骨基底部
basiocciput

颈内动脉
internal carotid artery

乳突小房
mastoid cells

小脑半球
cerebellum (hemisphere)

翼突内侧板
internal pterygoid plate

鼻咽后壁
posterior wall of nasopharynx

岩骨
petrosa

颈静脉孔
jugular foramen

延髓
medulla oblongata

图 2-5-1　枕骨基底部层面 CT

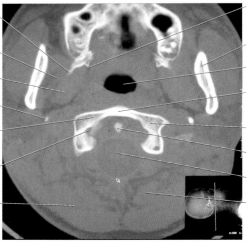

翼突外侧板
lateral pterygoid plate

翼外肌
lateral pterygoid

翼内肌
medial pterygoid

茎突
styloid process

寰椎前弓
anterior arch of atlas

寰枕关节
atlantooccipital joint

头半棘肌
semispinalis capitis muscle

翼突内侧板
internal pterygoid plate

下颌支
ramus of mandible

咽腔
cavity of pharynx

寰椎前结节
anterior nodule of atlas

寰椎侧块
lateral mass of atlas

枢椎齿突
dens of axis

颈髓
cervical spinal cord

头后大直肌
rectus capitis posterior major muscle

图 2-5-2　寰枢椎层面 CT

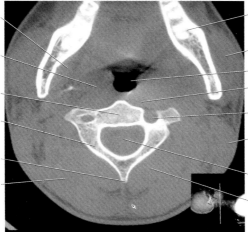

翼内肌
media pterygoid muscle

头长肌
longus capitismuscle

椎体
vertebral body

椎弓板
lamina of vertebral arch

棘突
spinous process

头夹肌
splenius capitis muscle

下颌骨
mandible

咬肌
masseter muscle

咽腔
cavity of pharynx

颈长肌
longus colli muscle

横突孔
transverse foramen

胸锁乳突肌
sternocleidomastoid muscle

椎管
vertebral canal

头下斜肌
obliquus capitis inferior muscle

图 2-5-3 枢椎椎体横断面 CT

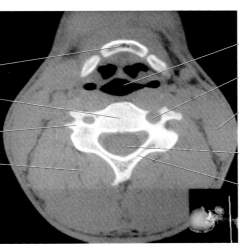

舌骨
hyoid bone

椎体
vertebral body

横突
transverse process

颈半棘肌
semispinalis cervicis muscle

咽腔
cavity of pharynx

横突孔
transverse foramen

胸锁乳突肌
sternocleidomastoid muscle

椎管
vertebral canal

椎弓板
lamina of vertebral arch

图 2-5-4 第 4 颈椎椎体横断面 CT

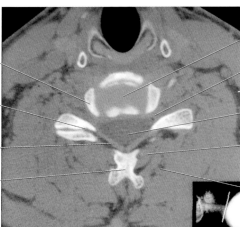

椎体钩
uncus of
vertebral body

C5~C6关节突关节
zygapophysial joint
（C5~C6）

黄韧带
ligamenta flava

棘突
spinous process

椎间盘
intervertebral disc

椎间孔
intervertebral
foramen

颈髓
cervical spinal cord

颈棘肌
spinalis
ervicismuscle

颈半棘肌
semispinalis
cervicis muscle

图 2-5-5　C5 ～ C6 椎间盘横断面 CT

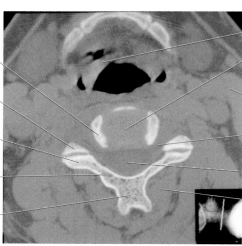

颈长肌
longus colli
muscle

椎体钩
uncus of vertebral
body

C4上关节突
superior articular
process（C4）

C3下关节突
inferior articular
process（C3）

椎弓板
lamina of
vertebral arch

棘突
spinous process

会厌
epiglottis

C3~C4椎间盘
intervertebral disc
（C3~C4）

胸锁乳突肌
sternocleidomastoid
muscle

椎间孔
intervertebral
foramen

颈髓
cervical spinal cord

颈半棘肌
semispinalis
cervicis muscle

图 2-5-6　C3 ～ C4 椎间盘横断面 CT

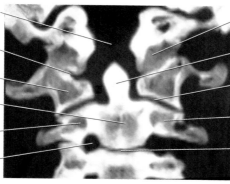

枕骨大孔
great occipital
foramen

寰枕关节
atlantooccipital joint

寰椎侧块
lateral mass of atlas

枢椎椎体
vertebral body of axis

横突孔
transverse foramen

椎间孔
interverbral foramen

枕骨基底部
basocciput

枢椎齿突
dens of axis

寰枢关节
atlanto axial joint

横突
transverse process

C2~C3椎间隙
interverbral space
(C2~C3)

图 2-5-7 寰枢椎关节冠状面 CT

六　颈部 CTA 解剖图

见图 2-6-1 ～图 2-6-4。

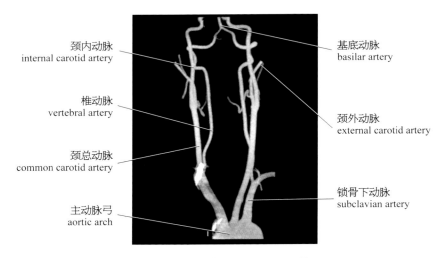

颈内动脉
internal carotid artery

基底动脉
basilar artery

椎动脉
vertebral artery

颈外动脉
external carotid artery

颈总动脉
common carotid artery

锁骨下动脉
subclavian artery

主动脉弓
aortic arch

图 2-6-1　颈部 CTA MIP，正位

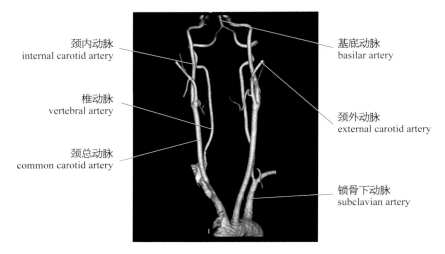

颈内动脉
internal carotid artery

基底动脉
basilar artery

椎动脉
vertebral artery

颈外动脉
external carotid artery

颈总动脉
common carotid artery

锁骨下动脉
subclavian artery

图 2-6-2　颈部 CTA VR，正位

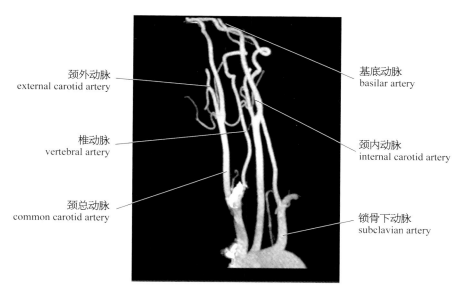

颈外动脉
external carotid artery

椎动脉
vertebral artery

颈总动脉
common carotid artery

基底动脉
basilar artery

颈内动脉
internal carotid artery

锁骨下动脉
subclavian artery

图 2-6-3 颈部 CTA MIP，左前斜位

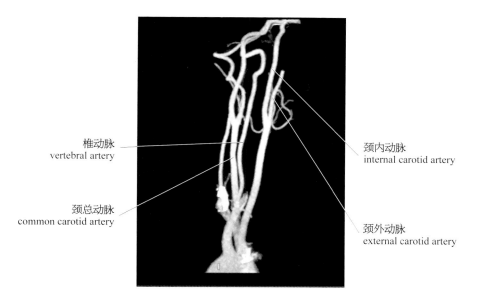

椎动脉
vertebral artery

颈总动脉
common carotid artery

颈内动脉
internal carotid artery

颈外动脉
external carotid artery

图 2-6-4 颈部 CTA MIP，右前斜位

第三章 胸椎

胸椎矢状面 MR T1WI 解剖图

扫描方式：GE Discovery 750W 3.0T MRI 机，FSE 序列，层厚 4 mm，层间距 1 mm（图 3-1-1 ～ 图 3-1-4）。

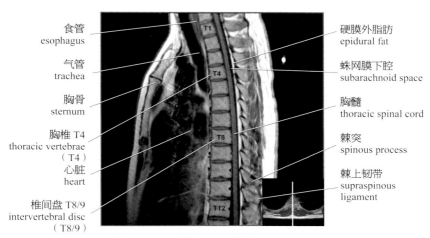

食管 esophagus

气管 trachea

胸骨 sternum

胸椎 T4 thoracic vertebrae（T4）

心脏 heart

椎间盘 T8/9 intervertebral disc（T8/9）

硬膜外脂肪 epidural fat

蛛网膜下腔 subarachnoid space

胸髓 thoracic spinal cord

棘突 spinous process

棘上韧带 supraspinous ligament

图 3-1-1 胸椎正中矢状面 MR T1WI

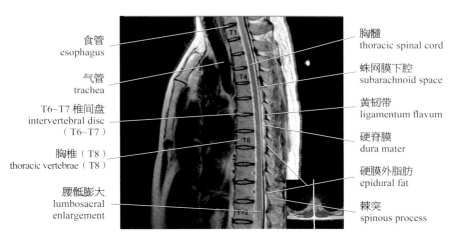

食管 esophagus

气管 trachea

T6~T7 椎间盘 intervertebral disc（T6~T7）

胸椎（T8）thoracic vertebrae（T8）

腰骶膨大 lumbosacral enlargement

胸髓 thoracic spinal cord

蛛网膜下腔 subarachnoid space

黄韧带 ligamentum flavum

硬脊膜 dura mater

硬膜外脂肪 epidural fat

棘突 spinous process

图 3-1-2 胸椎正中矢状面 MR T2WI

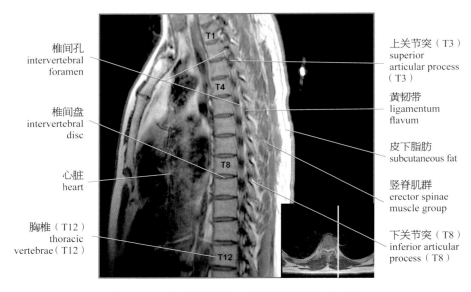

图 3-1-3　胸椎旁正中矢状面 MR T1WI-FLAIR

椎间孔 intervertebral foramen

椎间盘 intervertebral disc

心脏 heart

胸椎（T12）thoracic vertebrae（T12）

上关节突（T3）superior articular process（T3）

黄韧带 ligamentum flavum

皮下脂肪 subcutaneous fat

竖脊肌群 erector spinae muscle group

下关节突（T8）inferior articular process（T8）

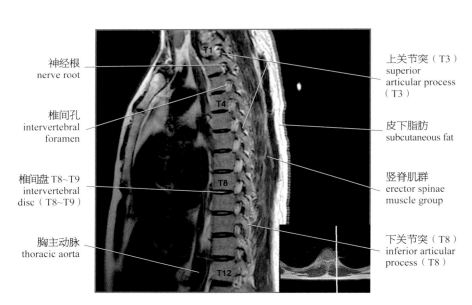

图 3-1-4　胸椎旁正中矢状面 MR T2WI

神经根 nerve root

椎间孔 intervertebral foramen

椎间盘 T8~T9 intervertebral disc（T8~T9）

胸主动脉 thoracic aorta

上关节突（T3）superior articular process（T3）

皮下脂肪 subcutaneous fat

竖脊肌群 erector spinae muscle group

下关节突（T8）inferior articular process（T8）

二　胸椎冠状面 MRI 解剖图

扫描方式：GE Discovery 750W 3.0T MRI 机，快速自旋回波（FSE）序列，层厚 4 mm，层间距 1 mm（图 3-2-1～图 3-2-4）。

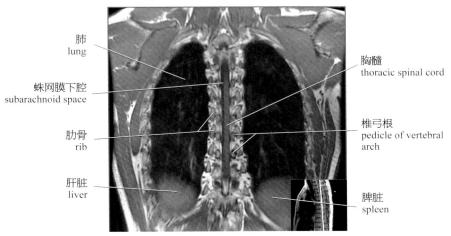

图 3-2-1　胸椎旁正中矢状面 MR T1WI FLAIR（液体衰减反转恢复序列）

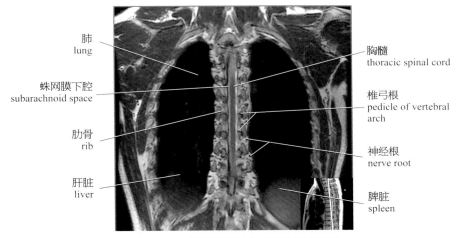

图 3-2-2　胸椎旁正中矢状面 MR T2WI

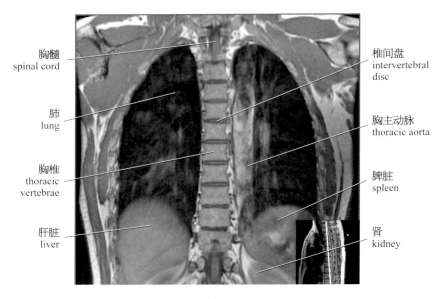

胸髓
spinal cord

肺
lung

胸椎
thoracic
vertebrae

肝脏
liver

椎间盘
intervertebral
disc

胸主动脉
thoracic aorta

脾脏
spleen

肾
kidney

图 3-2-3　胸椎旁正中矢状面 MR T1WI FLAIR

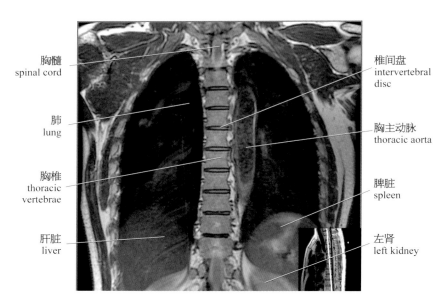

胸髓
spinal cord

肺
lung

胸椎
thoracic
vertebrae

肝脏
liver

椎间盘
intervertebral
disc

胸主动脉
thoracic aorta

脾脏
spleen

左肾
left kidney

图 3-2-4　胸椎旁正中矢状面 MR T2WI

三 胸椎横断面 MRI 解剖图

扫描方式：GE Discovery 750W 3.0T MRI 机，FSE 序列，层厚 4 mm
（图 3-3-1 ～ 图 3-3-4）。

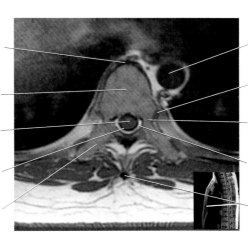

前纵韧带
anterior longitudinal
ligament

椎体
vertebral body

胸髓
thoracic spinal cord

蛛网膜下腔
subarachnoid space

横突
transverse process

胸主动脉
thoracic aorta

胸肋关节
sternocostal joint

椎弓根
vertebral pedicle

硬膜外间隙
epidural space

棘突
spinous process

图 3-3-1 T8 横断面 MR T1WI FLAIR

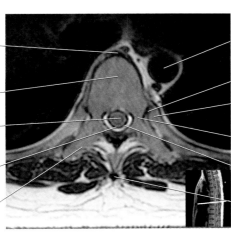

前纵韧带
anterior longitudinal
ligament

椎体
vertebral body

胸髓
thoracic spinal cord

蛛网膜下腔
subarachnoid space

横突
transverse process

胸主动脉
thoracic aorta

胸肋关节
sternocostal joint

肋骨
rib

椎弓根
vertebral pedicle

硬膜外间隙
epidural space

棘突
spinous process

图 3-3-2 T8 横断面 MR T2WI

前纵韧带
anterior
longitudinal
ligament

胸肋关节
sternocostal join

蛛网膜下腔
subarachnoid space

胸髓
thoracic spinal cord

横突
transverse process

椎间盘
intervertebral disc

胸主动脉
thoracic aorta

椎间孔
intervertebral
foramen

硬膜外间隙
epidural space

黄韧带
ligamentum
flavum

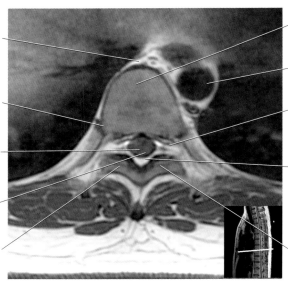

图 3-3-3　T8/9 椎间盘横断面 MR T1WI FLAIR

胸肋关节
sternocostal join

蛛网膜下腔
subarachnoid space

胸髓
thoracic spinal cord

椎板
vertebral lamina

椎间盘
intervertebral disc

胸主动脉
thoracic aorta

椎间孔
intervertebral
foramen

硬膜外间隙
epidural space

黄韧带
ligamentum
flavum

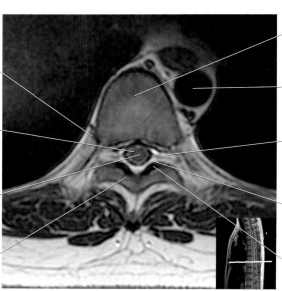

图 3-3-4　T8/9 椎间盘横断面 MR T2WI

第四章　脊柱手术

腰椎矢状面 MR T1WI 解剖图

扫描方式：GE Discovery 750W 3.0T MRI 机，FSE 序列，层厚 3 mm，间隔 1 mm（图 4-1-1～图 4-1-4）。

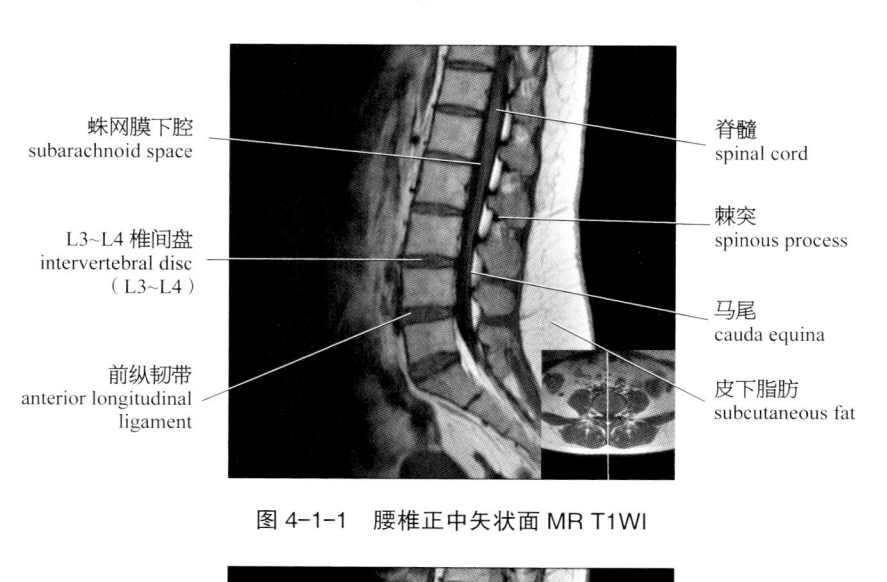

蛛网膜下腔
subarachnoid space

L3~L4 椎间盘
intervertebral disc
（L3~L4）

前纵韧带
anterior longitudinal
ligament

脊髓
spinal cord

棘突
spinous process

马尾
cauda equina

皮下脂肪
subcutaneous fat

图 4-1-1 腰椎正中矢状面 MR T1WI

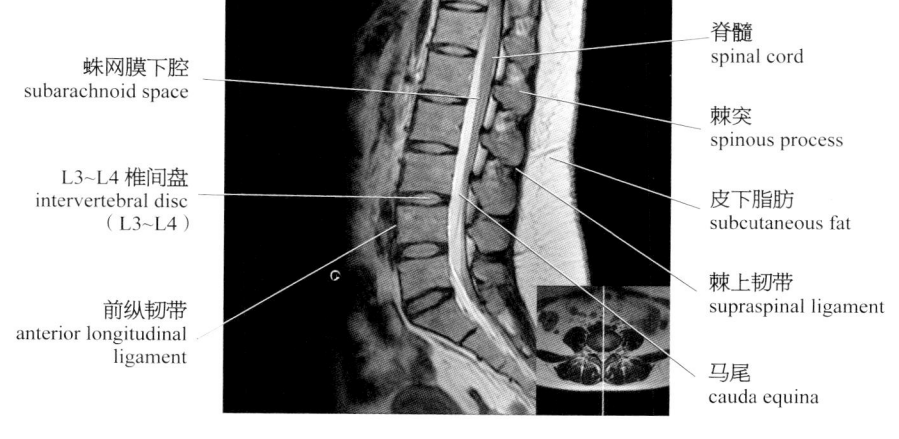

蛛网膜下腔
subarachnoid space

L3~L4 椎间盘
intervertebral disc
（L3~L4）

前纵韧带
anterior longitudinal
ligament

脊髓
spinal cord

棘突
spinous process

皮下脂肪
subcutaneous fat

棘上韧带
supraspinal ligament

马尾
cauda equina

图 4-1-2 腰椎正中矢状面 MR T2WI

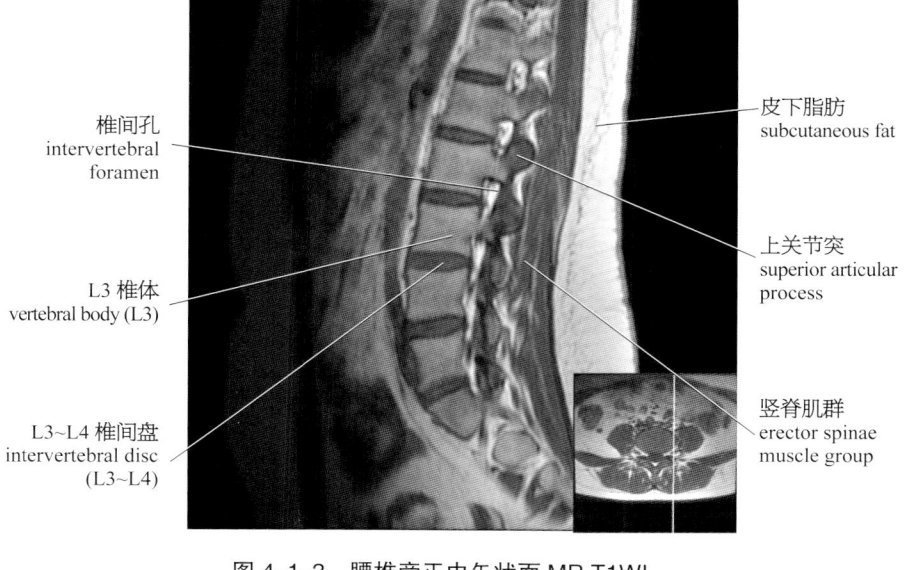

椎间孔
intervertebral
foramen

L3 椎体
vertebral body (L3)

L3~L4 椎间盘
intervertebral disc
(L3~L4)

皮下脂肪
subcutaneous fat

上关节突
superior articular
process

竖脊肌群
erector spinae
muscle group

图 4-1-3　腰椎旁正中矢状面 MR T1WI

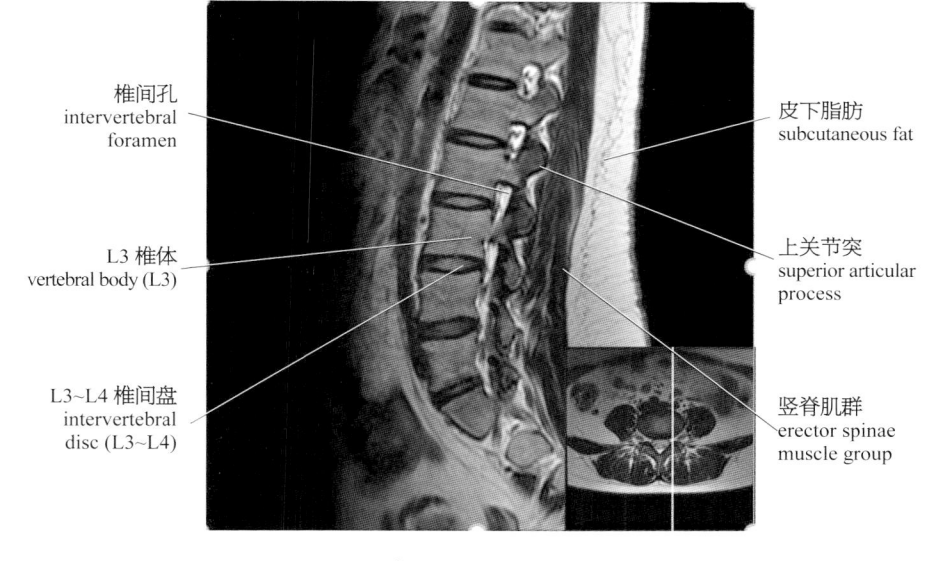

椎间孔
intervertebral
foramen

L3 椎体
vertebral body (L3)

L3~L4 椎间盘
intervertebral
disc (L3~L4)

皮下脂肪
subcutaneous fat

上关节突
superior articular
process

竖脊肌群
erector spinae
muscle group

图 4-1-4　腰椎旁正中矢状面 MR T2WI

二　腰椎冠状面 MRI 解剖图

扫描方式：GE Discovery 750W 3.0T MRI 机，FSE 序列，层厚 3 mm，间隔 1 mm（图 4-2-1 ～图 4-2-4）。

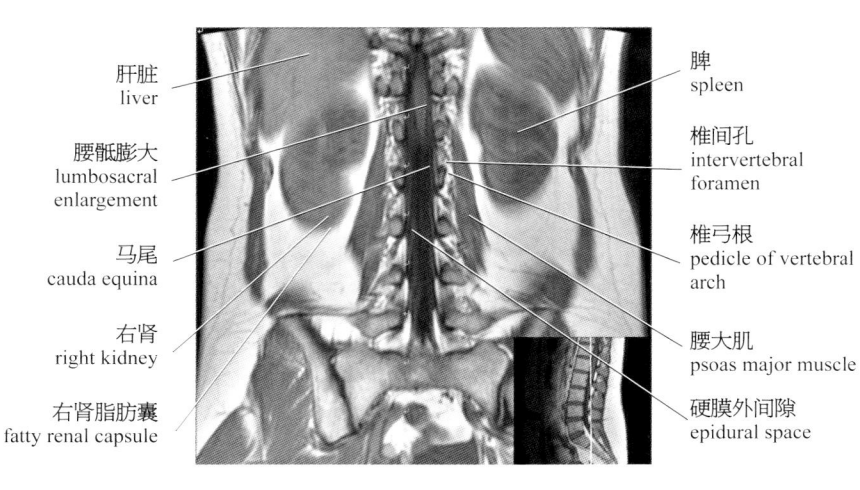

肝脏　liver

脾　spleen

腰骶膨大　lumbosacral enlargement

椎间孔　intervertebral foramen

马尾　cauda equina

椎弓根　pedicle of vertebral arch

右肾　right kidney

腰大肌　psoas major muscle

右肾脂肪囊　fatty renal capsule

硬膜外间隙　epidural space

图 4-2-1　腰椎椎管冠状面 MR T1WI

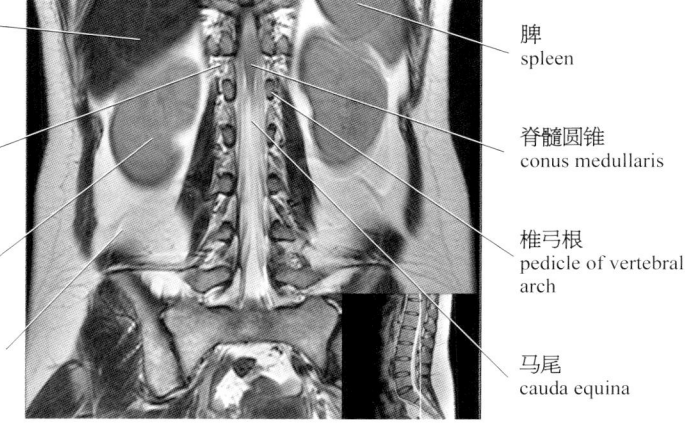

肝脏　liver

脾　spleen

椎间孔　intervertebral foramen

脊髓圆锥　conus medullaris

右肾　right kidney

椎弓根　pedicle of vertebral arch

右肾脂肪囊　fatty renal capsule

马尾　cauda equina

图 4-2-2　腰椎椎管冠状面 MR T2WI

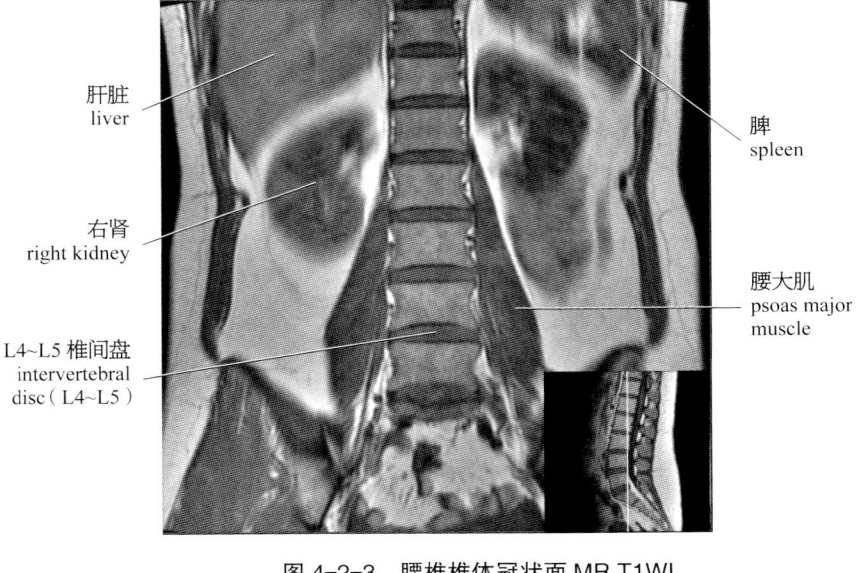

肝脏
liver

脾
spleen

右肾
right kidney

腰大肌
psoas major
muscle

L4~L5 椎间盘
intervertebral
disc（L4~L5）

图 4-2-3　腰椎椎体冠状面 MR T1WI

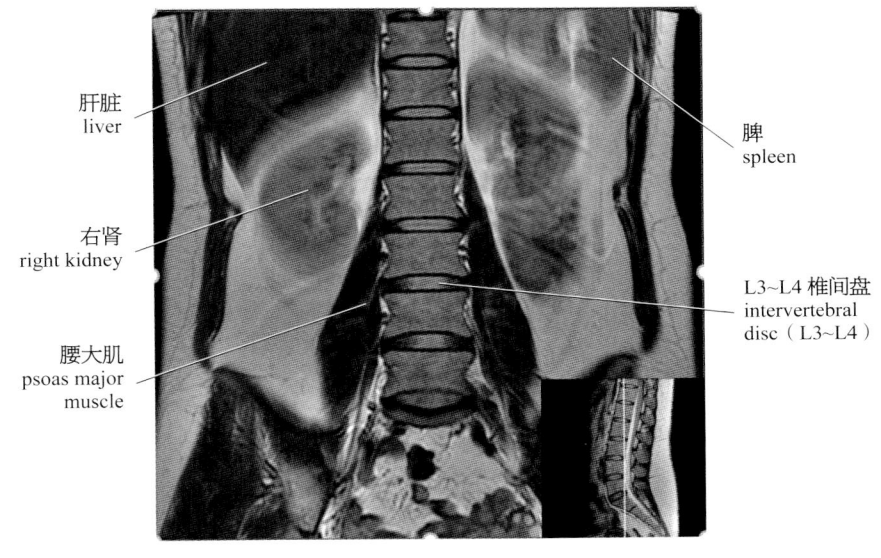

肝脏
liver

脾
spleen

右肾
right kidney

L3~L4 椎间盘
intervertebral
disc（L3~L4）

腰大肌
psoas major
muscle

图 4-2-4　腰椎椎体冠状面 MR T2WI

三 腰椎横断面 MRI 解剖图

扫描方式：GE Discovery 3.0T MRI 机，FSE 序列，层厚 3 mm，间隔 1 mm（图 4-3-1 ～ 图 4-3-4）。

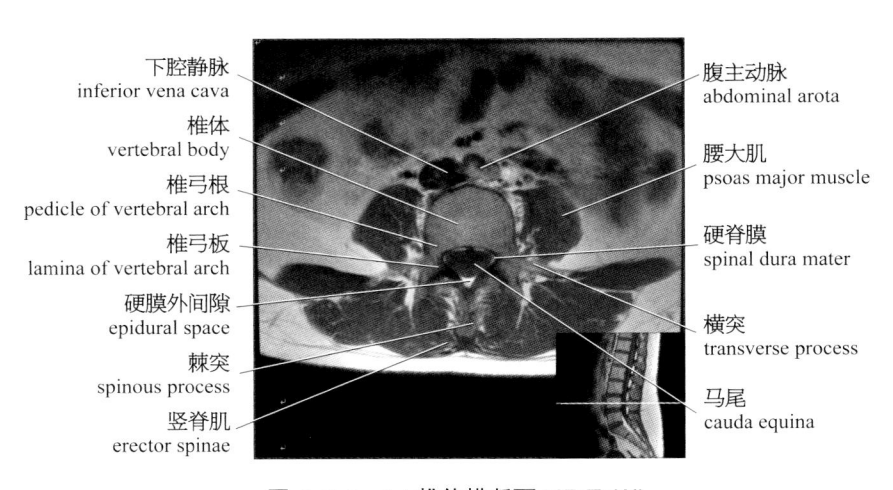

下腔静脉 inferior vena cava
椎体 vertebral body
椎弓根 pedicle of vertebral arch
椎弓板 lamina of vertebral arch
硬膜外间隙 epidural space
棘突 spinous process
竖脊肌 erector spinae

腹主动脉 abdominal arota
腰大肌 psoas major muscle
硬脊膜 spinal dura mater
横突 transverse process
马尾 cauda equina

图 4-3-1 L4 椎体横断面 MR T1WI

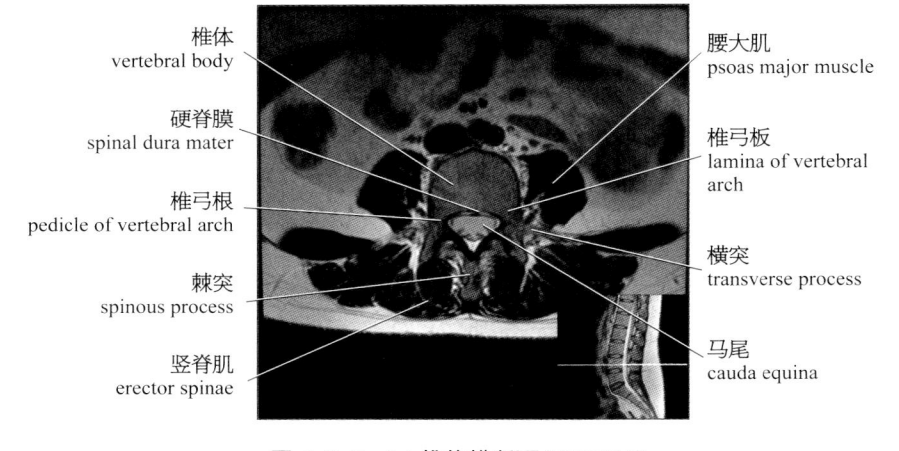

椎体 vertebral body
硬脊膜 spinal dura mater
椎弓根 pedicle of vertebral arch
棘突 spinous process
竖脊肌 erector spinae

腰大肌 psoas major muscle
椎弓板 lamina of vertebral arch
横突 transverse process
马尾 cauda equina

图 4-3-2 L4 椎体横断面 MR T2WI

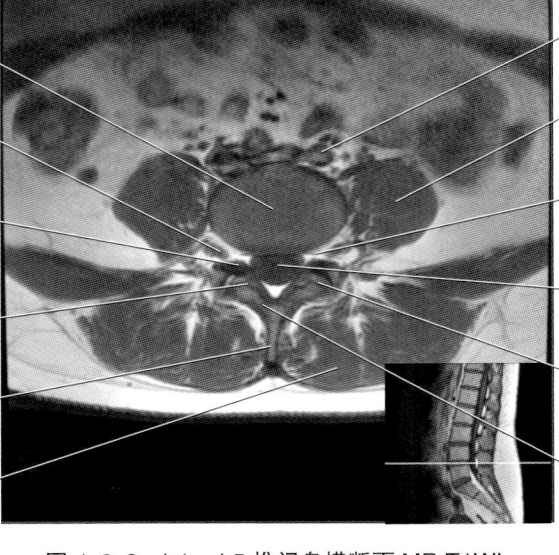

左髂总动脉
left common
iliac artery

腰大肌
psoas major
muscle

椎间孔
intervertebral
foramen

马尾
cauda equina

关节突关节
zygapophysial
joint

椎弓板
lamina of
vertebral arch

L4~L5 椎间盘
intervertebral disc
(L4~L5)

腰神经
lumbar nerve

上关节突（L5）
superior articular
process（L5）

下关节突（L4）
inferior articular
process（L4）

棘突
spinous process

竖脊肌群
erector spinae
muscle group

图 4-3-3　L4～L5 椎间盘横断面 MR T1WI

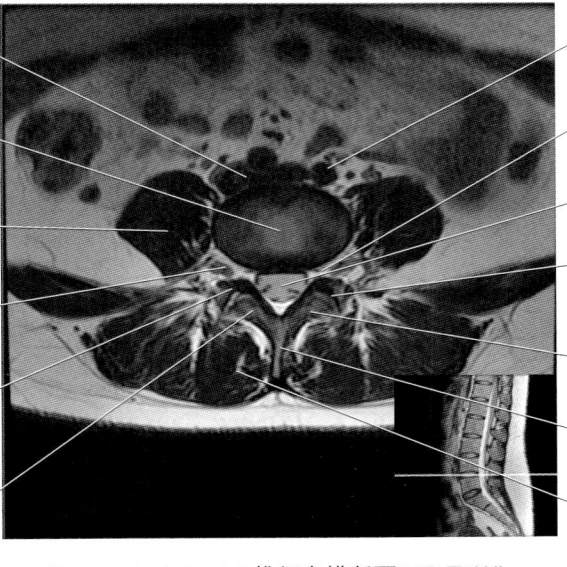

右髂总动脉
right common iliac

L4~L5 椎间盘
intervertebral disc
(L4~L5)

腰大肌
psoas major muscle

腰神经
lumbar nerve

上关节突（L5）
superior articular
process（L5）

下关节突（L4）
inferior articular
process（L4）

左髂总动脉
left common
iliac artery

椎间孔
intervertebral
foramen

马尾
cauda equina

关节突关节
zygapophysial
joint

椎弓板
lamina of
vertebral arch

棘突
spinous process

竖脊肌群
erector spinae
muscle group

图 4-3-4　L4～L5 椎间盘横断面 MR T2WI

四　胸椎横断面 CT 解剖图

扫描方式：GE Lightspeed 16 螺旋 CT 扫描仪，层厚 5 mm（图 4-4-1～图 4-4-8）。

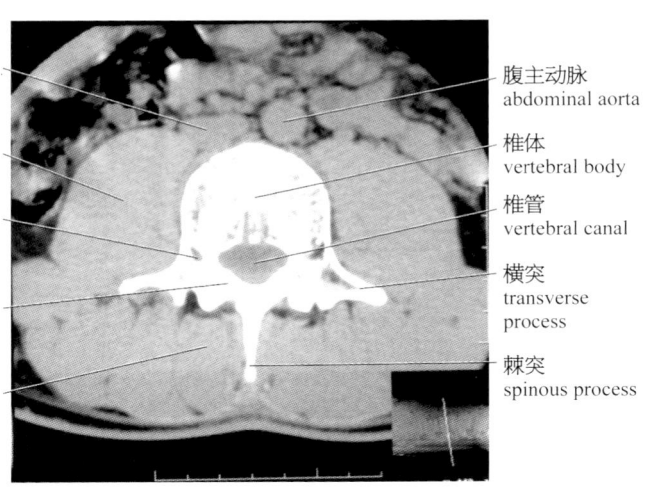

下腔静脉
inferior vena cava

腰大肌
psoas major

椎弓根
pedicle of vertebral arch

椎弓板
lamina of vertebral arch

竖脊肌
erector spinae

腹主动脉
abdominal aorta

椎体
vertebral body

椎管
vertebral canal

横突
transverse process

棘突
spinous process

图 4-4-1　L3 横断面 CT（软组织窗）

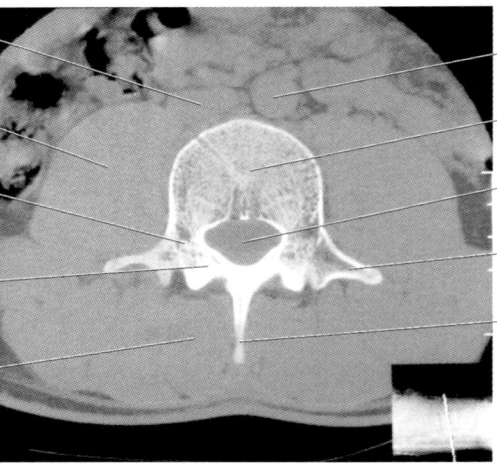

下腔静脉
inferior vena cava

腰大肌
psoas major

椎弓根
pedicle of vertebral arch

椎弓板
lamina of vertebral arch

竖脊肌
erector spinae

腹主动脉
abdominal aorta

椎体
vertebral body

椎管
vertebral canal

横突
transverse process

棘突
spinous process

图 4-4-2　L3 横断面 CT（骨窗）

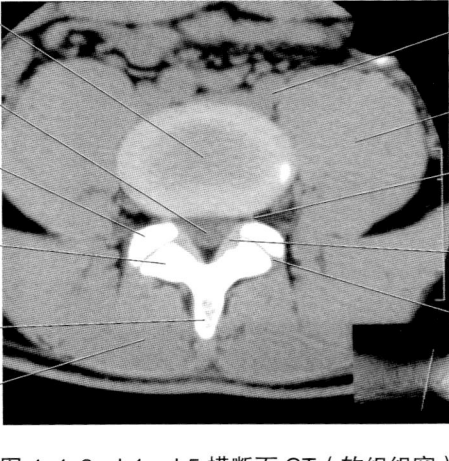

L4~L5 椎间盘 intervertebral disc(L4~L5)
椎管 vertebral canal
上关节突 (L5) superior articular process(L5)
下关节突 (L4) inferior articular process(L4)
棘突 spinous process
竖脊肌 erector spinae

左髂总动脉 left common iliac artery
腰大肌 psoas major
椎间孔 intervertebral foramen
黄韧带 ligamenta flava
关节突关节 zygapophysial joint

图 4-4-3 L4～L5 横断面 CT（软组织窗）

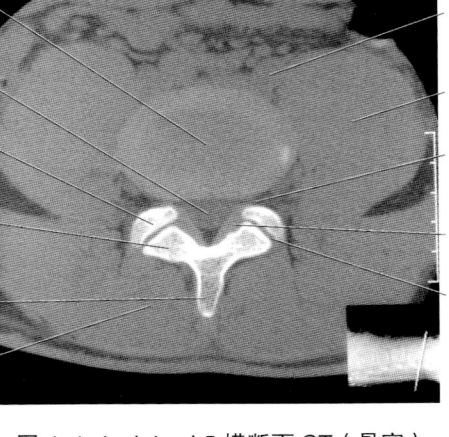

L4~L5 椎间盘 intervertebral disc(L4~L5)
椎管 vertebral canal
上关节突 (L5) superior articular process(L5)
下关节突 (L4) inferior articular process(L4)
棘突 spinous process
竖脊肌 erector spinae

左髂总动脉 left common iliac artery
腰大肌 psoas major
椎间孔 intervertebral foramen
黄韧带 ligamenta flava
关节突关节 zygapophysial joint

图 4-4-4 L4～L5 横断面 CT（骨窗）

L5~S1 椎间盘
intervertebral
disc(L5~S1)

神经根
nerve boot

外侧隐窝
lateral recess

横突
transverse
process

黄韧带
ligamenta flava

竖脊肌
erector spinae

腰大肌
psoas major

椎间孔
intervertebral
foramen

椎管
vertebral canal

关节突关节
zygapophysial
joint

棘突
spinous process

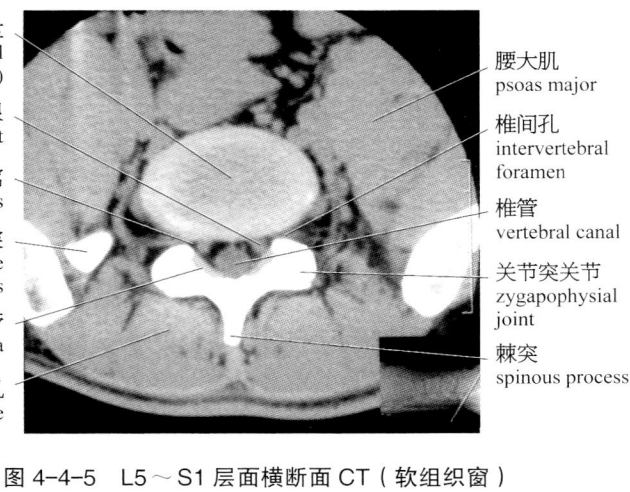

图 4-4-5　L5 ～ S1 层面横断面 CT（软组织窗）

L5~S1 椎间盘
intervertebral
disc(L5~S1)

神经根
nerve boot

外侧隐窝
lateral recess

横突
transverse
process

黄韧带
ligamenta flava

竖脊肌
erector spinae

腰大肌
psoas major

椎间孔
intervertebral
foramen

椎管
vertebral canal

关节突关节
zygapophysial
joint

棘突
spinous process

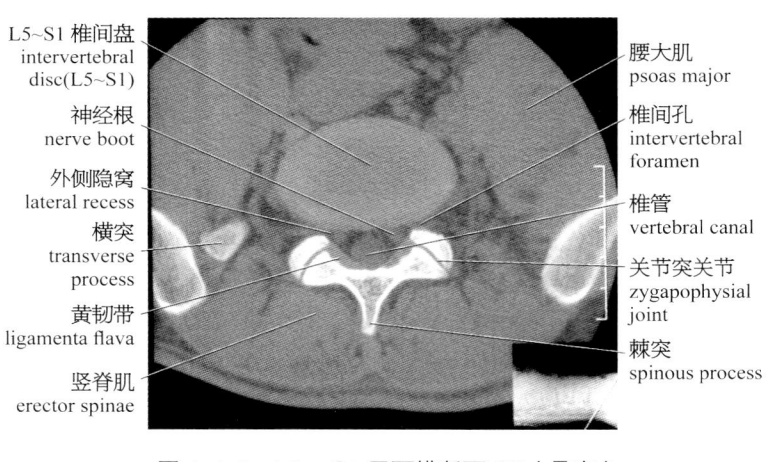

图 4-4-6　L5 ～ S1 层面横断面 CT（骨窗）

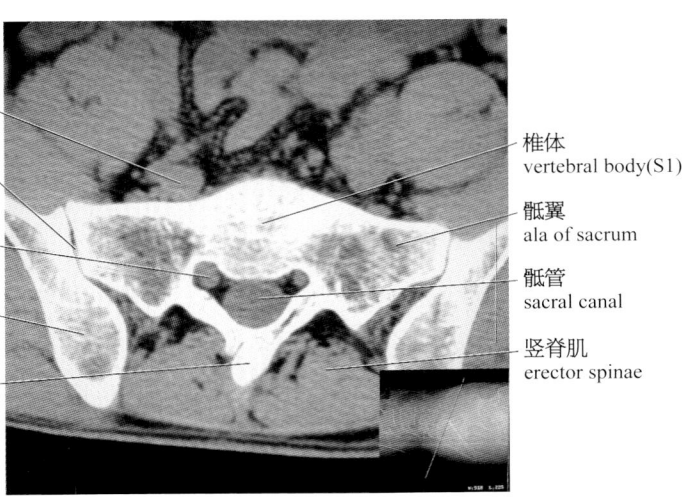

髂总动脉
common iliac artery

骶髂关节
sacroiliac joint

第一骶神经
first sacral nerve

髂骨
ilium

骶正中嵴
median sacral crest

椎体
vertebral body(S1)

骶翼
ala of sacrum

骶管
sacral canal

竖脊肌
erector spinae

图 4-4-7　S1 横断面 CT（软组织窗）

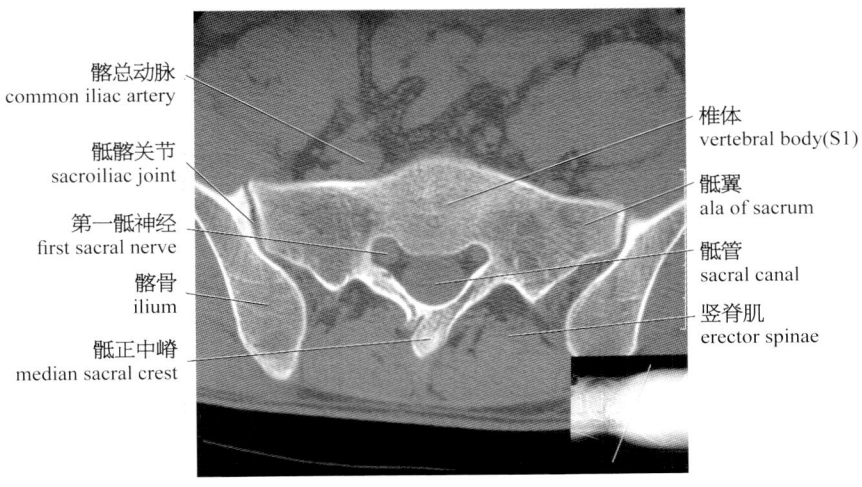

髂总动脉
common iliac artery

骶髂关节
sacroiliac joint

第一骶神经
first sacral nerve

髂骨
ilium

骶正中嵴
median sacral crest

椎体
vertebral body(S1)

骶翼
ala of sacrum

骶管
sacral canal

竖脊肌
erector spinae

图 4-4-8　S1 横断面 CT（骨窗）

第五章　骶椎

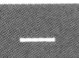

骶椎横断面 MRI 解剖图

扫描方式：GE Discovery 750W 3.0T MRI 机，FSE 序列，层厚 4 mm
（图 5-1-1 ～ 图 5-1-4）。

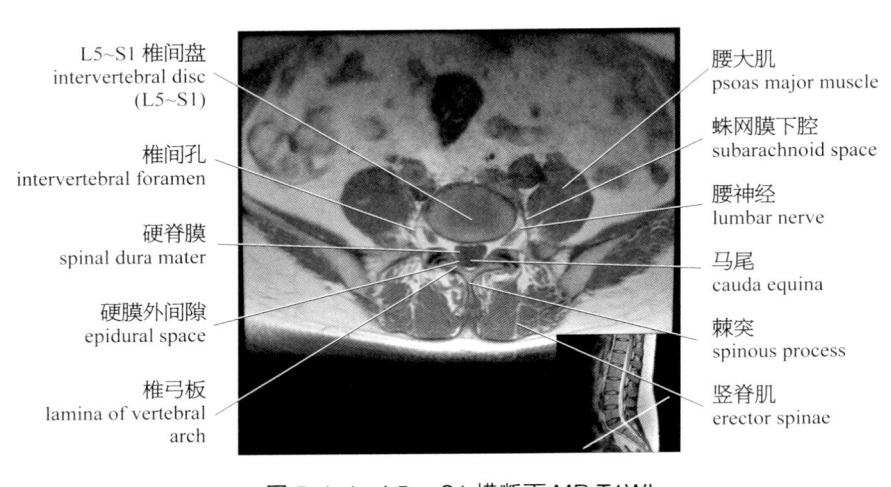

L5~S1 椎间盘
intervertebral disc
(L5~S1)

椎间孔
intervertebral foramen

硬脊膜
spinal dura mater

硬膜外间隙
epidural space

椎弓板
lamina of vertebral
arch

腰大肌
psoas major muscle

蛛网膜下腔
subarachnoid space

腰神经
lumbar nerve

马尾
cauda equina

棘突
spinous process

竖脊肌
erector spinae

图 5-1-1　L5 ～ S1 横断面 MR T1WI

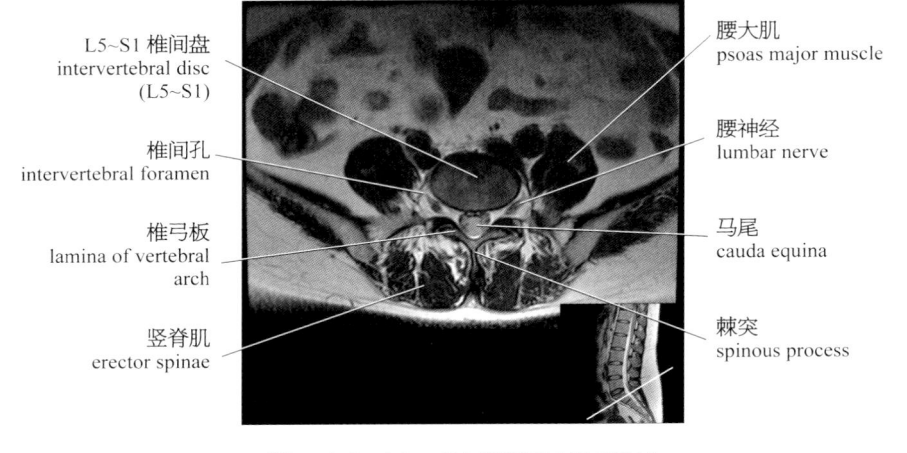

L5~S1 椎间盘
intervertebral disc
(L5~S1)

椎间孔
intervertebral foramen

椎弓板
lamina of vertebral
arch

竖脊肌
erector spinae

腰大肌
psoas major muscle

腰神经
lumbar nerve

马尾
cauda equina

棘突
spinous process

图 5-1-2　L5 ～ S1 横断面 MR T2WI

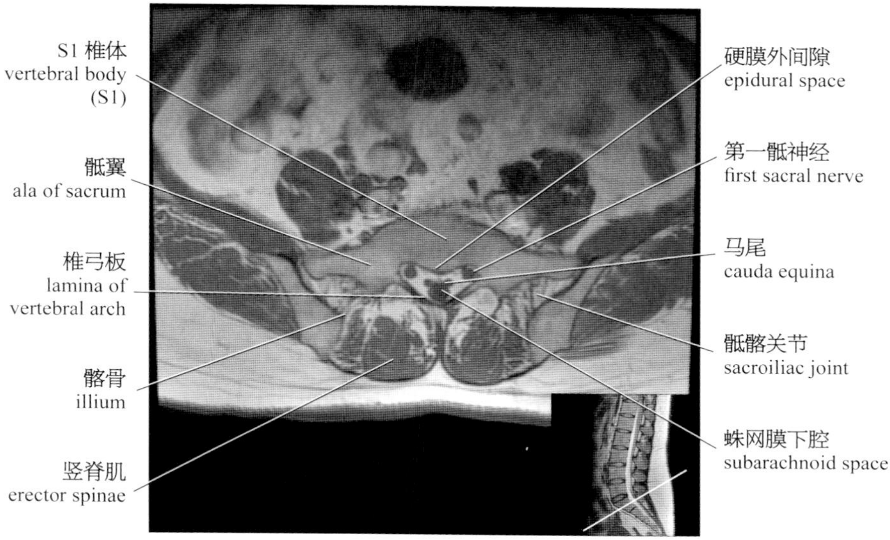

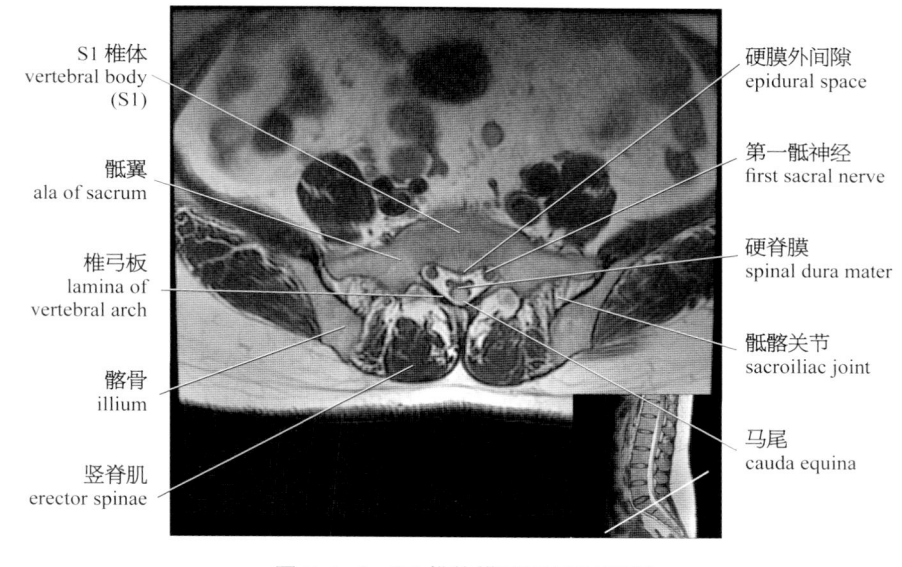

S1 椎体
vertebral body
(S1)

骶翼
ala of sacrum

椎弓板
lamina of
vertebral arch

髂骨
illium

竖脊肌
erector spinae

硬膜外间隙
epidural space

第一骶神经
first sacral nerve

马尾
cauda equina

骶髂关节
sacroiliac joint

蛛网膜下腔
subarachnoid space

图 5-1-3　S1 椎体横断面 MR T1WI

S1 椎体
vertebral body
(S1)

骶翼
ala of sacrum

椎弓板
lamina of
vertebral arch

髂骨
illium

竖脊肌
erector spinae

硬膜外间隙
epidural space

第一骶神经
first sacral nerve

硬脊膜
spinal dura mater

骶髂关节
sacroiliac joint

马尾
cauda equina

图 5-1-4　S1 椎体横断面 MR T2WI

二 腰骶丛 MRI 解剖图

扫描方式：GE Discovery 750 3.0T MRI 机，3D-MERGE 序列，层厚 2 mm（图 5-2-1）。

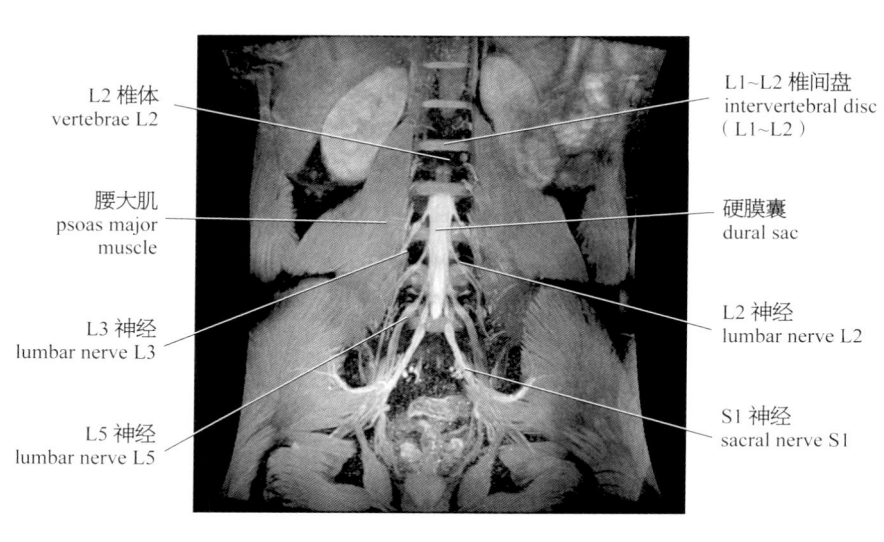

L2 椎体
vertebrae L2

腰大肌
psoas major
muscle

L3 神经
lumbar nerve L3

L5 神经
lumbar nerve L5

L1~L2 椎间盘
intervertebral disc
（L1~L2）

硬膜囊
dural sac

L2 神经
lumbar nerve L2

S1 神经
sacral nerve S1

图 5-2-1　腰骶丛神经冠状面 MR MIP 重建